精神科医に、ご用心！

心の問題に向き合うヒント

西城有朋

PHP文庫

○本表紙図柄＝ロゼッタ・ストーン（大英博物館蔵）
○本表紙デザイン＋紋章＝上田晃郷

プロローグ——なぜ、精神科医の自殺率は高いのか

——行き詰まる精神科医を反面教師にすれば、心は晴れる⁉

「このあいだA大学医学部のB教授が亡くなったでしょ。じつは自殺なんだって」

昔、ある学会で知人の精神科医からそう聞いたとき、私は一瞬、耳を疑った。

B教授といえば、当時の精神医学界では大御所で、研究実績も豊富で、尊敬する研究者の一人だった。ただ、学会のシンポジウム中に、「そんな処方薬は保険適用から外すべきだ」などと強気な発言をする一方、抗うつ薬などの薬の効果を盛んに宣伝するなど、製薬会社の広告塔のような役割も果たしていた。

地方学会には愛人にした部下と一緒に参加するなど、いい意味でも悪い意味でも精力的で、わが国の精神医学の臨床薬理学に強い影響力をもっていた。いまと違っ

てコンプライアンスもゆるかった時代だけに何かとても輝いて見えた医師であった。

そんな人物が、みずから命を絶った。しかも、B教授は双極性障害（躁うつ病）に代表されるような気分障害を患っていたというから、薬を飲んでいたことはまちがいないだろう。それには、自分が宣伝していた薬も含まれていたにちがいない。つまり、薬では自殺を防ぎきれなかったということになる。

B教授が亡くなったことは、精神科医のあいだでは周知の事実だが、その死因が自殺であることは、ごく一部の人間だけしか知らない秘密になっていた。その理由は、一つには遺族感情への配慮が考えられた。

だが、B教授に薬が効かなかったとは知られたくない製薬会社や利害関係者が、自分たちに都合の悪い情報を必死になって抑えたのではないか、という穿った見方が存在するのも事実である。

しかも、B教授は一般人ではなく、精神科医として患者の自殺を防ぐべき職にあり、かつ薬理学会のリーダー的な責任ある立場の存在であった。教え子も含めて彼の影響を多大に受けた多くの精神科医が、まさにいま日本中で精神障害の患者の治療に当たっている。

私自身も、かつて郷里の母親が精神疾患を患い、患者の家族として思い悩んだ経験がある。そのため、とくにまだ若かった私は、B教授のご冥福を祈りつつも、「薬が効かずに自殺したという事実を伏せたままというのは、治療者としてアンフェアではないか」と思ったのも偽らざる率直な気持ちだった。

このケースを、たまたま一人の精神科医が自殺しただけと見ることもできるだろう。だが、私の周囲にも、みずから命を絶った精神科医は少なくない。

私自身の精神科医に対するイメージは、かつて私の隣家に住んでいた一人の中年精神科医から始まっている。

当時、私たち家族はど田舎の集合住宅に住んでいたのだが、その医師は、髪もヒゲも伸ばし放題で、いつも昼から縁側でボーッとしたり、絵を描いたりしている風変わりな人物だった。どうやら精神疾患で休職し、長期療養中だったらしい。

私は彼を「ヒゲのおじちゃん」と呼んでいたが、会ってもブツブツ独り言をつぶやいている。挨拶をする程度で、ほとんど話をしたことはなかった。

その医師の姿が、ある日を境に見えなくなった。私が父に、

「ヒゲのおじちゃん、どうしたの？」

と尋ねると、父は、

「このあいだ、首を吊って自殺したんだよ」

と言った。私がまだ小学校に上がる前のことだが、かなりショックを受けたのをいまでも覚えている。

つまり、私が生まれてはじめて出会った精神科医は自殺していたことになる。このエピソードは、この本を書くまですっかり忘れていたが、当時、「精神科医というのは自分も心を病むのかもしれない」と思ったのを覚えている。

そして、時が流れ、私は医学部を卒業後、ある地方大学医学部の精神科医局に入った。それからもう何年もたつが、私の知るかぎり、その医局関係者のうち、少なくとも何人かが自殺している。私はそのうち数人とは面識があったが、亡くなったときにはみな違う病院で働いていたのでくわしいことはわからない。

ただ、共通しているのは、みなまじめという印象が強かったことである。この本は、2008年に出版されたものを15年という月日を経て、大幅に加筆・修正したものであるが、その間にもやはり数人が自殺したという話を聞いた。とくに数年前、非常に年齢の近かった働き盛りの後輩が、かわいい子供を残して旅立ったときには、自分自身の心痛も相当なものであったことを記憶している。

精神科医がみずから命を絶つ。これは、私の周りだけに起こっている特殊な現象なのか。当時、そんな疑問にとらわれた私は、精神科医の自殺率に関するデータがないか、国内外の文献を調べてみた。すると、まずこんなデータにたどり着いた。

「日本でいう精神科専門医の自殺する頻度は、一般人の5倍。さらに、レジデントなどの若手にまで広げると、その頻度は一般人の9倍にもなる……」

この数字は、アメリカで最も権威ある精神医学雑誌の一つ、「アメリカン・ジャーナル・オブ・サイキアトリー」（1982年11月号）の掲載論文に記載されたものだ。

ここでいう「一般人」には、精神科医がメンタルヘルスに関して啓発活動や予防活動などで接している方々以外に、いわゆる患者も含まれている。死のうとする方を食いとめるのが仕事であるはずの精神科医が、計算上はその対象者である〝彼ら〟の5倍も高い確率で自殺しているのである。

また、この論文では、精神科医の自殺は、あらゆる医療関係者のなかで圧倒的にトップであり、自殺率はずっと同じ割合で高いまま推移していると報告されていた。

こうした研究はほかにもあった。アメリカ医学会とAPA（アメリカ精神医学会）が

1987年に行った合同調査でも、全診療科の医師や看護師などすべての専門的な医療職のなかで、精神科医の自殺率が最も高いことがわかっているという。

さらに、この調査で、自殺した精神科医の家族に尋ねたところ、自殺した精神科医の56パーセントは、自分自身に対して抗うつ薬などの精神科薬を処方し、42パーセントは、自殺当時、専門家の治療を受けていたという。

最近は、医療従事者に対する心のケアも盛んだが、その先頭に立ち、リーダー的な役回りを担うはずの精神科医がいちばん注意しなければならないというのだから、皮肉なものである。

また、やはり「アメリカン・ジャーナル・オブ・サイキアトリー」(2004年12月号)には、アメリカ人医師の自殺率が一般人の2倍近くに達し、診療科医別では精神科医が麻酔科医に次いで自殺率が高いという研究論文が掲載されていた。

ここで、次のような素朴な疑問が湧いてきた。

「自分の命さえも助けられない人間が、はたして他人である人さまを治療し、命を救うことが本当にできるのだろうか」

あくまでこれはアメリカでのデータが中心であり、本書の初版刊行時には、残念ながらそういった国際比較は十分に行われていなかったため、日本のデータを用いての議論はできなかった。

ただ、私が医師になるための勉強をしていた20年以上前には、国家試験向けの公衆衛生学の教科書に、「医師の自殺率は、精神科医が1位、麻酔科医が2位」と明確に書かれた表が載っていたのを記憶している。

だが、現在の版では、その記述はカットされている。その理由は定かではないが、これから医師をめざそうという大志のある若者に見せるにはふさわしくないという忖度（そんたく）が働いたのかもしれない。その後、２０１９年に行われた国際比較研究では、残念ながら、日本のデータは疫学的な情報不足で、自殺率自体の国際比較からは外されていたので比較はできなかった。

しかし、どうやら世界的に、医師は一般人口と比べて自殺の割合（標準化死亡比）が1・44倍高く、女性医師は一般人口に比べて１・９倍、自殺リスクが高く、毎年３００〜４００人の医師が自殺しているとのことであった。

とくにアメリカは、そのほかの国全部との比較でも、1・34倍も自殺率が高いという結果であった。最新の国際比較においても、麻酔科医の次に、精神科医が自殺リスクが高いという結果が示され、あらためてその事実が裏づけられていた。

どうやら麻酔科医と精神科医が自殺のツートップというのは、まちがいなさそうである。

また、世界中の全医師の1パーセントが自殺未遂を経験しており、17パーセントの医師が自殺を考えたことがあるという結果も示されていた。つまり、自分が命を救ってもらおうと救いを求める相手の医師の5人に1人以上が（とくに精神科医はそのなかでも上位に）、みずからが死にたいと考えたことがあるか、本当にその後、自殺してしまう医師だというのだから、いろいろな意味で心配にはなる。

国内調査でも、2013年に東京都の監察医であった引地和歌子（ひきじわかこ）先生らによる詳細な報告がなされている。

あくまでも東京23区内の医師の自殺に関してのものではあるが、平均年齢は47歳で、男性が78パーセントを占めており、やはり精神科医がトップであったことが確認されている。

そして、その背景要因としては、うつ病を中心とした精神科疾患の持病歴があり、職業上の悩みを抱え、精神科以外の身体的な持病を抱えていた、という分析がなされている。

当時の精神科での医師の登録割合は毎年5パーセント前後であるのに対して、この調査における精神科医の割合は、医師全体の18・4パーセントであることからも、明らかに精神科医の自殺率は他科の医師と比べて高いといえる。

ちなみに、その手段は、医師全体では首吊りが57パーセント、服毒が15パーセント、飛び降りが14パーセントという内訳であったが、精神科医の自殺手段は75パーセントが首吊りで、次に服毒19パーセントという結果であった。麻酔科医はその80パーセントが危険な麻酔薬による服毒自殺が原因と判明しており、職業上、手に入れやすいものが関係すると考察されている。

また、厚生労働省の医師の自殺の現状報告を基にした分析では、次のような報告がなされている。やはり、精神科医、麻酔科医の高さが示され、うつ病やアルコール依存、強いストレス、周囲の支援のなさに加えて、薬物入手が容易で医学的知識もあるため自殺の完遂がしやすい、ということがリスクとして指摘されている。

医師の自殺の特徴としては、とくに勤務医の労働環境の問題、医師不足や偏在、長時間労働、事務作業の増大、医療事故、警察介入などが認められる。

どうしてこんなことになっているのか。精神科医は、日々、ストレスが満ちあふれているからなのだろうか。それとも、精神科などという科に引き寄せられ、そんな科を選んだということも含め、そもそも人としての資質が自殺と背中合わせの人種というのであろうか。

もともと、精神科を選んでいるという時点で、なにかしら自身も精神疾患に親和性があるケースが多いという指摘もある。だが、精神科医の自殺率が高い原因を、そうした資質の問題だけで片づけてよいのだろうか。

さらにいうなら、精神科医の自殺率が高いという事実自体に、そもそもなかなか治らずに苦しみ、なかには希死念慮を感じている患者を本当に救う資格があるのかという、そんな問題提起すら浮かぶのではないだろうか。

現在、多くの通院中や入院中の患者が精神科や心療内科の世話になっていることだろうが、全員がいまの治療に、いまの主治医に満足はしていないだろう。

それどころか、不満だらけの患者も多いのではないか。そういった不満の大きな理由の一つとして、長々と通っているのに、よくならない、もしくはまったくよくならないという声はまちがいなく多いだろう。

薬を出すだけで、ろくに話も聞かないという声もよく聞く。そして、残念ながら、いまの精神医学そのものが欠陥学問であり、いまの精神医療、いまの多くの精神科医では、あなたのことを必ず「よくする」といった約束は、とてもではないが口が裂けても言えないのが現実である。多少は役に立つことはあっても……。

正直、多くの方にとって精神科医の自殺が多かろうが少なかろうが、その原因としてストレスが多いのか、不適応になりやすいからなのかについては関心もないと思う。

しかし、こういったミイラ取りがミイラになったかのような、精神科医師という人種の無様さ、精神科医の置かれている苦境や直面している苦悩、そしてなかには、あまりにもひどい言動から当局のごやっかいになったケースなども見ていただきながら、それらを反面教師にして精神科の名医とは何かを逆説的に考える……本書はそんな意図で書かれたものである。

私のたんなる能力不足や認識違い、時に被害妄想的な記述もあるかもしれないが、そういったいたらなさをもお含みおきいただいたうえで、その反面教師の一つとしていただけたら幸いである。

目次——精神科医に、ご用心！

第3章 多様化する精神科へのニーズ

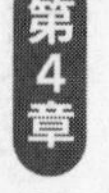

第4章 教えてもらえない精神科医

精神科医の育成システムがあやしい

第5章 精神科の診断はあてにならない!?

第6章 薬も満足に使えない精神科医

第7章 そもそも精神科薬は本当に効くのか

第8章 心理的な治療なんてできない精神科医

第9章 精神科薬に頼らずにできること

最終章 ダメな精神科医の見極め方

第1章
精神科医に他人の心を診る資格はあるか

医者みずからが薬漬けになっている

自殺者のうち、7〜9割は自殺時点で何らかの精神疾患にかかっていたといわれる。それは精神科医も同様ということが、プロローグからも裏づけられる。それも氷山の一角であり、自殺にはいたらないものの、心を病んでいる精神科医が多いことは容易に想像がつく。

そんな医師の診療を受ければ、当然、患者にも影響を及ぼす。うつ病をはじめとする精神疾患が、一度患ってしまったら治療が長引き、完治も難しいとされるのも、その一因は医師にあるケースを否定しきれない。

行われるべき治療方法が比較的確立し、やるべきことが決まっている内科や外科など他科と比べて、医師が病気と認識しなければ病名がつかず、逆に病気と思えば病名がつくという、いまだに非常にファジーな要素の多い精神医療は、治療スタンスもその精神科医の価値観や生き様、時にそのときの気分にさえ大きく左右される。

私自身、精神科医に対する不信感が芽生えたのは、大学時代に病院で実習をしたときのことである。ある総合病院の精神科のベテラン医師に、「精神科薬なんて、本当に効くんですか？」と無邪気に聞いてみた。10年も20年も病院に通っていて、薬を飲みつづけているのに、よくなっているようにはとても見えない患者ばかりだったからだ。

すると、その精神科医は、「冗談じゃない」といきなり怒りだした。そして、机の上に、お菓子のジェリービーンズのようにカラフルな小さな錠剤やカプセルをバラバラと広げてみせ、

「私がこんなに飲んでいるのだから、効かないわけがないだろう」

と言い放ったのであった。

いまにして思えば、それは向精神薬だった。しかもその量は、当時、私が見学していた外来患者のなかで、誰よりも多かったのではないかというほど多剤・大量であった。その医師は統合失調症であった。仕事ができる程度には薬も効いていたのだろう。

本人にすれば、「薬が効く」かどうかは生命線で、

「薬が効かないなどありえない。あってはならない」

と、激昂させたほどに、彼自身は薬は絶対に効くものと信じ込んで飲んでいたのだろう。

「こんな治療者までいる精神科という科は、本当に大丈夫なのか。本当に患者を治せるのだろうか」

私は、精神科そのものに不信を感じるとともに、疑念すら湧いてきたのだった。そして、私が精神科医になってからも、まわりには病んでいる精神科医が多かった。たとえば、大学病院での研修医時代、管理の厳しくなった現在では不可能だが、同期の男は精神安定剤を盗んでこっそり飲んでいた。彼の場合、最初はたんに興味本位で始めたものが、徐々に快楽を求めて飲むようになったようだ。

精神安定剤は少量を使えば高揚感が得られるものもあるため、それらを乱用していたのだろうが、反面、依存性が強く、一度飲むとなかなかやめられなくなる。

また、別の男性医師は、睡眠薬を盗んで自分で注射していたのだが、あるときそれが発覚して警察に逮捕された。その事件は新聞でも報道され、本人はその後、解雇された。不眠に苦しみ、麻酔薬注射を常用して命を落としたマイケル・ジャクソンばりの技ともいうべきか。

これは、私が医師になって経験が浅く、まだ自信をもてなかった時期に起こった事件だったので、「精神科とは、やっぱりそういういかがわしい科だったのか」と落ち込んだのを覚えている。

精神科医が合法覚醒剤を垂れ流す

いささか古い話だが、本書の初版を上梓したころ、当時、うつ病の治療薬として認められていたリタリン（商品名）のずさんな不正処方が、不正流通とともに摘発されるなど、マスメディアで大きく取り上げられ、社会問題に発展した。

リタリンは中枢神経に作用する中枢神経興奮剤で、薬理学的には事実上、覚醒剤に分類される。爽快感や多幸感といった快感が得られ、また食欲抑制作用もあるので「やせ薬」としても使用され、乱用・依存につながる。一方で、幻覚・妄想などの副作用も引き起こす。

自分勝手に服用した場合、副作用や後遺症、薬物耐性による飲みすぎ、薬物依存によってやめられないといった危険性がある。そのため、**DEA**（アメリカ麻薬取締局）では、リタリンをコカインなどと並ぶ危険な薬物として表示しているほどだ。

そんな薬が、わが国では難治性および遷延性うつ病（うつ症状が十分に改善せず長引くこと）に対する適応を認められていた。このリタリンを「合法覚醒剤」とか「ビタミンR」と呼び、「リタラー」と呼ばれる乱用者の大半が不正に入手していた。実際には、

「19歳の女性が麻薬取締法違反容疑で摘発」

「オークションサイトで競売が行われ、リタリン200錠を7万円で落札」

「勾留中の男の要求に応じて過剰にリタリンを服用させたため、池袋署の巡査長ら関係者7名に懲戒処分」

「19歳からリタリンを服用しはじめ、依存症となった男性が25歳で自殺」

「薬局が荒らされ、リタリン約150錠が盗まれ、大学生が逮捕」

「処方箋（しょほうせん）をコピーして調剤薬局からリタリンを不正入手し、容疑者2名が逮捕」

「薬局に男が押し入り、薬剤師の女性に包丁を突きつけてリタリンを奪い、逃げようとしたが、通報を受けて駆けつけた警察官に現行犯で逮捕」

といったように、リタリンをめぐる報道は跡を絶たなかった。

また、東京では、リタリンの乱用で幻覚妄想状態となった42歳の男が、義父の口

のなかに木工用ドリルを突き刺して殺害。さらに、部屋に火をつけ、自宅を焼くという凄惨な事件は胸が痛むものであった。東京地方裁判所は、「リタリンの副作用で善悪を識別する能力が欠如していた」として、無罪判決とした。

２００５年の日本薬剤師会の調査によると、２００１年からの3年半に処方箋を悪用した向精神薬の不正入手が少なくとも30都道府県で１２８件確認されており、とくに薬の種類ではリタリンが最多であった。

こういった経緯の背景に、急増する精神科クリニックが関与しているという指摘もなされだした。ＳＮＳ上にも、薬物関係のコミュニティが多数存在し、安易に処方してくれるクリニック情報などが共有されていた。

医師がかかわった不正な事件はこれだけある

「女性医師が36歳の長男の受験勉強用にリタリン５００錠を渡し、逮捕」

「40歳の医師がカルテを改竄（かいざん）し、過去1年3カ月間にわたってリタリン約５９００錠を入手し服用して懲戒免職」

「東大病院の医師が同僚のパスワードを不正使用し、過去2年間で約40回にわたりリタリン約2000錠を詐取したとして逮捕」

「リタリンを不適切に処方していた江戸川区内のクリニック院長が逮捕され、有罪判決」

インターネット上の情報などで楽になれると信じ込んだ患者が、リタリン欲しさに自分のクリニックに定期的に通ってくれれば、経営的にはプラスである。なかでも東京・歌舞伎町にある診療所の元院長は、リタリン乱用問題の象徴的存在であった。患者が求める量を言われるがままに処方した。ネットの掲示板サイト「2ちゃんねる」にも、「歌舞伎町のクリニックが出してくれる」と書かれるほど有名であった。歌舞伎町という立地のよさから一人で1日300人もの患者を診るほどの繁盛ぶりで、依存症者からは「リタラーの聖地」と熱烈に支持されていた。

元院長は、2007年には1年間で102万錠のリタリンを垂れ流すように処方し、リタリンの処方では全国ぶっちぎりの第1位であった。危険なリタリンを、ほとんど診察もしないで処方していたのだ。

それだけではなく、医師免許のない無資格のスタッフが薬を処方したり、宅配便で送ったりするなどしていた。この件では最高裁判所で有罪が確定し、2年間の医業停止の処分を受けている。

元院長の自宅からは覚醒剤も押収され、後述するように、女性への性暴力などでも再逮捕されるなど、やりたい放題のブラック精神科医であった。

リタリンは法律上は覚醒剤ではなく、向精神薬として扱われていることが、非常にわかりにくい抜け道となった。薬理作用からはアンフェタミン類として、立派に覚醒剤に分類される。もちろん、向精神薬としても、最も危険性の高い第1種向精神薬として扱われている。

憂鬱な気分が一時的に晴れたように感じるが、効果が持続するのは3、4時間程度で、その後は反動的に、もっと落ち込みが激しくなるなど、気持ちのアップダウンが激しくなる。そのため、たえずリタリンを飲まなければいられない依存症に陥りやすい。

国立精神・神経医療研究センターの尾崎茂氏らの調査によると、リタリンはほかの覚醒剤と比べると、平均して倍以上早く依存が始まることがわかっている。さらに、薬物使用への渇望感が、ほかの覚醒剤では55・9パーセントであったのに対して、リタリンは100パーセントであった。

「有害とわかっていても使いつづけるか？」という質問に対して、「イエス」と答えた人は、ほかの覚醒剤が44・1パーセントだったのに対し、リタリンは2倍近い87・5パーセントに達している。

リタリンの犠牲となった患者たち

罪深いのは、これをうつ病の薬として日本だけが認可しつづけていたという点である。欧米では、突然、眠りに落ちる「ナルコレプシー」と、不注意や落ち着きのない症状を認めるADHD（注意欠如・多動性障害）という病気にしか使うことが認められていなかった。

日本でも、その怖さを知っているまともな精神科医なら、うつ病治療にリタリンなど使わなかった。逆にいえば、きちんとした教育を受けていない、あるいは不心得な精神科医ほどリタリンを使いたがった。

そういう医師は、通常の向精神薬の使い方もあまり上手ではなく、己の腕の未熟さを棚に上げて、患者の将来のリスクなど歯牙にもかけず、すぐに即効性のあるリタリンに手を出して、手っ取り早く楽になってもらおうとする。

自身がうつ病を患い、同僚に頼み込むなどしてリタリン漬けになっていった医師を何人か知っているが、そんな医師は、当然、患者にも安易にリタリンを出す。とりあえずリタリンを出せば、見せかけの症状がすぐに楽になるために、何も知らない患者は喜び、売り上げにもつながる。

精神科医の浅はかさのせいで、リタリンの犠牲となった患者は少なくない。

神奈川県の男子大学生がリタリン依存症になり、服薬自殺した。手記には「頼めば処方箋なしで大量に出してもらえた」と書き残しており、

「自殺未遂後に、主治医に投薬をやめてほしいと訴えたのに、なぜ薬を出しつづけたのか」

と憤る母親に対して、クリニック院長は、

「判断が甘かったかもしれない」

と、まるで他人事（ひとごと）のような、のんきなコメントをしている。

かつて私も、リタリン依存症で不穏になり、救急搬送された中学生の男の子を、専門的な医療機関に紹介したことがあった。彼が依存症になったのは、うつ状態になってはじめて訪れたメンタルクリニックで、いきなりリタリンを処方されたのが

原因だった。その話を聞いたとき、私は、将来のある子供に安易にリタリンを処方した医師に憤りを覚えた。

また、あるクリニックの医師が、患者の言うがままにリタリンを出した。その患者も、やはりインターネットで、リタリンを飲むと元気になるという情報を得たのだという。

だが、その患者はリタリンの飲みすぎで錯乱状態になり、包丁を持って街に飛び出した。結局、その患者は措置入院になった。措置入院とは、自分か他人を傷つけるおそれが非常に強いため、行政によって強制的に入院させるものである。リタリンさえ飲まなければ普通の軽いうつ状態ですんだものを、リタリンのために患者の人生履歴に措置入院という深い傷を残した。依存性があるということも知らせずに、求められるがままにリタリンを出した医師に、治療者の資格はない。メディアでも盛んに、「リタリン乱用防止」キャンペーンが長期かつ徹底的に行われた。そして、ついに2007年10月、厚生労働省は、リタリンの効能からうつ病を削除した。

リタリンのかわりに使われたコンサータ

その後、現在はADHDの薬としてもリタリンは使われなくなり、かわりに登場したのがコンサータ（商品名）という薬である。

リタリンとコンサータは、成分はまったく同じである。ただし、リタリンは薬の効き目が3、4時間程度であったのに対して、コンサータは安定的な効果が持続するように、薬成分がゆっくりと溶け出す設計がされている。結果、薬への依存リスクが下がり、不正使用ができないように工夫がこらされている。

なお、コンサータは厳格に流通が管理されている。それでも、コンサータにはリタリンと同様の薬理作用はあるので、目的やまちがった使い方をしていれば、薬物依存に陥る危険性はともなう。

案の定、さっそくコンサータに目をつけて悪用する精神科医も出始めており、2018年1月には、コンサータ錠を不正譲渡した容疑で医師が逮捕されている。

強いうつ状態で心療内科を受診した20代の女性患者も、ろくな聴取も心理検査もされることなく、初診でいきなり、

「あなた、ＡＤＨＤね。コンサータを出しておくわ」

と言われたという。

その後、私のところに来院したが、コンサータ以外は飲みたくないと言い張り、苦慮した覚えがある。

ＡＤＨＤを否定はできないとしても、うつがひどい場合には、まずうつの治療を優先し、うつ病の回復後に、ＡＤＨＤは時間をかけて慎重に評価しなければならない。この順番をまちがえるだけでなく、そこに一石二鳥とコンサータを安易に処方する医師も多い。ちなみに、この女性は双極性障害であった。

開業医などが、コンサータをアピールの道具にしているケースもある。いまの時代には、ホームページに「コンサータ登録医」と書けば、コンサータ目的の患者が確実に増えるという計算からだ。患者はリピーターになること請け合いである。

元覚醒剤依存症の暴力団くずれの男性が、兄がうつ病で通院先の精神科医からコンサータを処方されたのを分けてもらったらスカッとした。とても気分がいいので、「先生、おれにも出してほしい」と言われたことがある。

もちろん断ったが、そのとたんにキレてすごまれた。ほどなく兄弟で同じクリニックに通っているとのことであった。これを見ても、薬の適性流通というのはなかなか難しいと考えさせられる。

「これはぼくにとってサプリメントだよ。集中力が増すんだ。君も飲みなよ」と言って、目を輝かせながら、かばんのなかのコンサータのシート束を自慢げに先輩精神科医に見せられた、という女性医師もいる。

若手の誰かにでもADHDと病名を適当につけさせて、処方させたのであろう。

依存体質の精神科医は多い

アルコールに依存する精神科医も少なくない。じつは精神科医の平均寿命は一般の医師より5年短い、という報告がある。なかでも、アルコールに依存する精神科医が多いことが、背景の一つと考えられている。

私の知人で精神科医であるにもかかわらず、夜眠れないから、大量のベンゾジアゼピン系睡眠薬をつまみのようにアルコールと一緒に飲んで、最後は睡眠薬とアルコール両方の依存症になって入院した医師がいた。

「精神科医のくせに、なぜそんな薬の使い方をするのか？」

と首を傾げたくなるような話である。

境界性パーソナリティ障害という精神疾患があり、「突如逆上する魔性の女」という表現にもたとえられる、不安定な感情や自己破壊的な衝動、自分らしさに対する自信の揺らぎなどの症状が特徴である。加えて、睡眠薬などの過量服薬やリストカット、異性依存やアルコール・薬物の乱用や依存、過食などの制御障害をともなったりすることでも知られている。

私の後輩の女性医師は、この診断がなされており、過食にも苦しんでいた。食事に行っても、すぐにトイレに行き、食べたものを全部吐いていた。行く職場行く職場でトップの医師と性的関係をもつことで、周囲に優越感を感じるのだそうだ。いつしかアルコール依存症になり、いまは職場での飲酒を見つかったことから休職させられている。

女性患者との肉体関係は病気のせい?

さらに、女性関係にだらしない精神科医が多いことも、最近しばしば報道されるところだが、これも氷山の一角であろう。

ある男性精神科医は、とにかく病院のなかで性的関係をもつのが病的なほど好きだった。自傷他害のおそれがあるような精神状態がよくない不穏な患者を、安全を守るために、外から鍵のかかる治療用の隔離室に閉じ込めることがあるが、この部屋に女性看護師や女性患者を連れ込んでは関係をもっていた。

最後は、噂を聞いた院長が、彼が空床であった隔離室に女性職員を連れ込んだのを見つけ、外から「出てこい」と叫びながら、こじ開けようとした。だが、彼はドアが開かないように必死に抵抗したそうである。多くの患者が「早く出せ」とドアを叩くような隔離室で、精神科医が「出たくない」と抵抗する様は滑稽ですらあり、患者の気持ちが少しはわかったのではないかと嫌味の一つも言いたくなる。

本人は、合意のうえだったと主張していたそうだが、いずれにしても許されることではなく、その後、病院を去ったそうだ。性犯罪者の再犯率の高さが社会問題化しているように、人の嗜好はそう簡単には変わらないことを考えれば、どこかで同じことをやっている可能性は否定しきれない。

私が担当した女性患者にも、過去に、男性医師に診療中に抱きつかれたことのある人が何人かいる。そのなかの一人は、不眠症の症状があって心療内科に通っていたのだが、ある日、診療が終わって帰ろうとしたら、いきなり背後から抱きつかれ、「つきあってくれ」と言われたという。

こういう医師は、二度、三度とやって成功している常習犯である可能性が高い。それが問題にならないのは、患者が泣き寝入りして病院を変えているか、「先生には逆らえない」と患者ががまんして通院しつづけているからかもしれない。

こんなあきれた話や信じられない話は山ほどあるが、こうした性にだらしない精神科医というのは、日本だけにとどまらない。

ハーバード大学医学部教授のグーサイルという精神科医は、境界性パーソナリティ障害の女性患者と性的関係をもつ男性医師が多いという事実に関して、

「それは、女性患者が精神科医を誘っているからで、その行為自体、病気の症状である。だから、医師は悪くない」

と、医師を擁護する見解を述べていた。

これには当然、「**DSM**」(精神疾患の診断・統計マニュアル)の編集委員や女性団体、患者団体から猛烈な反発が起こった。

境界性パーソナリティ障害の患者の場合、医師が異性であれば、自分という人間

を理解してほしいという気持ちや恋愛感情を強くもつこともありうる。それは確かだとしても、現実に肉体関係を結ぶのは、そのことをふまえたうえで、セルフコントロールできていない精神科医が悪いに決まっている。

APAが発行する医学雑誌が、精神科医を対象に匿名で行った調査によると、6・4パーセントの精神科医が患者と性的関係をもった経験があり、そのうち3分の1が複数の患者と関係したと答えている。

別の研究では、アメリカの男性治療者の10〜20パーセント、女性治療者の3パーセントが、患者と性的関係をもったことがあると告白している。

「転移性恋愛」という言葉がある。患者が治療者に恋愛感情を抱きやすいという心理学用語である。精神医療の先進国であるアメリカでも、自分たちのだらしなさを患者のせいにしようとする不届きな医師はいるようだ。いずれにせよ、こういう不祥事は精神科への不信感を増幅させる。

現在のアメリカでは、医療において職業的な境界線を超えることは、医療倫理違反のみならず法律違反ともなる。ニューヨーク州では、医師と患者の性的接触は自由恋愛であっても禁じている。互いが同意して始まったつきあいでも、その事実が露見すれば、不正行為として懲戒処分が下される。看護師と患者の恋愛についても同様である。

しかし、国内では、心の弱った患者の隙につけこむような聞くに堪えない事件が、いまだに数多く生じている。

「2018年11月、15歳女性の精神科入院患者に対して、『産婦人科の検査をしないと退院できない』などと嘘を言い、体を触るなどして準強制わいせつの罪で懲役2年が確定」

「2018年12月、診察中の女性患者にキスなどをした強制わいせつの疑いで、警視庁は都内の精神科クリニック院長を逮捕。示談が成立して不起訴処分となっていたが、示談で不起訴となったとたん、ほとぼりも冷めないうちに1カ月後には診療を再開し、現在はクリニックの名称を変え、同じ場所で何食わぬ顔で診療を継続」

「2020年5月、診療中の20代の女性患者の体を触るなどの患者への猥褻行為によって精神科クリニック院長が逮捕。院長曰く、『そのような行為をしたことはまちがいないが、以前につきあおうと言ったらうなずいたので、交際中だと思っていた』と容疑を否認。もちろん、被害女性は否定したが、結果は不起訴」

「2021年2月、診察中の20代女性患者に無理やりキスをしたとして強制わいせつに問われた精神科医に対して、懲役1年6月、執行猶予4年の判決」

「2021年3月、カウンセリングの対象者である女性の自宅を訪れ、治療の一環と信じ込ませて体に触るなどの猥褻な行為をしたとして、準強制わいせつで元大学教授を書類送検」

「2021年9月、患者である女子中学生への猥褻行為で、児童福祉法違反に問われていた大学病院の思春期外来医長である児童精神科医に対し、懲役3年、執行猶予4年」

告げられた病気は精神科医による嘘だった

じつは、リタリンの垂れ流しで問題になった東京・歌舞伎町の50代の精神科医は、患者への猥褻容疑でも2022年7月に強制性交などの疑いで逮捕されている。本人は「女の妄想だ」などと否認したが、この精神科医は別の患者に対しても猥褻な行為をしたなどとして3月以降に逮捕されており、これで6回目の逮捕だという。

すでに診療所内で20代の女性患者を床に押し倒し、猥褻な行為をした疑いで、女性からは6月に被害届が出されていた。医師のスマートフォンには、女性の胸を触る画像が残っていたという。

また、前年の3月には、この精神科医は同居していた20代の元女性患者に殴る蹴るなどの暴行を加えた疑いで逮捕されており、後日の家宅捜査では医師の自宅から覚醒剤0・28グラムも見つかっていた。

性犯罪はそもそも表沙汰になりにくく、これらも氷山の一角だろう。受診患者が悩みを抱えている弱みにつけこんで嘘を吹き込み、地位や関係性を悪用し、形式的な同意を取り付けて性交にいたる。

このようなケースでも、「医療上の行為」と言い逃れされたり、妄想扱いされたり、精神科医は自分が傷つかないために、口は職業上、達者なためか、素人相手であれば言葉たくみにまくしたてる。精神的不調の悪化を理由に被害届を取り下げざるをえないケースも少なくない。

密室で行われる精神医療は、現状ではすべての性的加害を拾い上げることはかなわないのかもしれない。

精神科医の不適切な診療と性暴力を告発

2019年3月、鹿児島地方裁判所では、診療報酬計約50万円をだまし取って詐欺罪に問われていた精神科医に、懲役2年、執行猶予4年の有罪判決が下された。

医師の周囲では、女性患者一人と診療所のスタッフ一人が自殺していたのだ。どちらも医師から向精神薬を処方され、モラハラあるいはパワハラ的な言動を受けたうえで性的関係をもっていた。

当時27歳の女性患者の携帯からは、女性がマインドコントロールされていたことをうかがわせる内容も認められていた。精神科医は、女性患者の通院直後から、

「ぼくはさすがに男としては見れないでしょ(*^^*)」

「治療とはべつに口説いたらうれしい?」

など、治療とは関係のない、明らかに不適切な性的関係を匂わせるメールを送っていた。

しかも、独身を装い、関係後に既婚者と知った女性患者が、「患者と医師の関係にもどりたい」と訴えたところ、

「そんなこと言うなら頓服出さない」

「治療はおしまい」

など、脅迫的なメッセージを送っている。

詳細は、遺族から相談を受けていた弁護士らとともに調査・告発を行い、その経緯をまとめた『もう一回やりなおしたい――精神科医に心身を支配され自死した女性の叫び』（米田倫康、萬書房）を参照してほしい。ちなみに、米田氏は、市民の人権擁護の会日本支部代表世話役を務めている。

その米田氏は、取材に対して、

「もっと巧妙にバレないようにやる人はいます」

と語っている。

本件は手口が稚拙であったため、明らかになったとすらいえるという。逆にいえば、こんなのはごくごく一部ということだろう。この医師は、何股もかけており、複数の女性が自殺未遂をしていた。

日本医師会会長は記者会見で、

「一般論として、医師という立場を利用して、支配的な関係のもとに治療や薬の処方を取引条件とするなどということは医師としてあるまじき行為」であると述べ、医師会代表として心からご冥福を祈ると話している。

結局、厚生労働省は、医業停止3年の処分を決定したが、遺族らの望む医師免許の剝奪は行政処分に反映されなかった。

日本では、法制度が未整備である。性犯罪や薬物犯罪を行った人は、常習性があり、再犯の可能性が高いことが精神医学では知られているにもかかわらず、結果的に、その間近にいる精神科医が加害を繰り返す現状は糾弾されるべきである。

医師法などには、「医師・歯科医師の品位を損する行為」を行った場合は、刑事罰なしでの処分も可能だが、事実認定が難しく、事実上、処分の対象外となってきていた。ちなみに、示談や不起訴処分になった精神科医が、すぐに診療を再開するケースなどは国会でも問題視されている。

コンサータをサプリメントと自慢していた先の50代の精神科医も、女性関係にはだらしなかった。後輩の精神科医の結婚式の前夜に、その妻となる女性に半ば強引に関係を迫り、それを披露宴の2次会でほかの同僚に自慢気に話すというクズぶりを発揮していたそうだ。

後日、この精神科医は、当時、20歳の患者と診察後に居酒屋で飲んだあと、関係を迫り、その後、精神的に不安定になった女性患者が自殺未遂を起こして入院になったことから、激怒した親からの訴えで警察沙汰の事件になったようだ。これもコンサータの影響が大きいのかもしれない。

ふりかえると、国民的女性人気アイドルグループ、ももいろクローバーZの元メンバーが、患者として通っていた精神科医と「年齢差25だが、結婚を前提に交際している」とSNS上で発表し、ファンから祝福のコメントが集まった。しかし、精神科医業界では批判的な声が上がり、精神病理学者の野田正彰氏は、「医師として許しがたい行為」だと批判していた。

精神科の患者は、自分の悩みを打ち明けるうちに、「医師は自分に好意があるから話を聞いてくれているんだ」と思い込みやすくなる。精神科医にとってとくに注意すべきことは、「患者と適切な距離をとる」ことだ。診療時間外に患者を診たり、病院外で患者に会ったりすると、患者が医師に恋愛感情をもちやすくなり、的確な治療ができなくなる。

「もし、診察やカウンセリングをしていたのであれば、彼女を自宅に招き、一夜をともにするなど言語道断である」

と、野田氏は答えている。

このようなことが好意的に報道されると、この背後で多々生じている、精神科医による自殺者まで生み出している悪質な性的加害の抑止が薄らいでしまうのではないかと心配になる。海外では犯罪行為とされることに対し、国民はもう少し理解を深めてもよいのではないだろうか。

第2章
精神科医は追いつめられているのか？

精神科医にも過労うつはある？

精神科医をやっていて、「大変なお仕事ですね」と声をかけていただく機会は多いが、私自身、精神科医だけが特別に大変な職業とは決して思わない。みずから死を考えるほどの苦悩を抱える精神科の患者こそが、少なくとも精神科医よりもはるかにつらい思いをしているのではないかとも察する。「個性と環境のミスマッチがあれば、誰でもメンタル不調を起こす」という現在の精神医学のモデルがある。

精神科は、手抜きをしようと思えば、いくらでも手を抜ける楽な科である。一方で、ムキになってクソまじめにやりだすと、その奥の深さにいくらエネルギーを注いでも足りず、泥沼にはまるのもこの科ではないかとも思っている。

とくに、「手抜きができない」「ほどほどにできない」といったまじめさをもち、かつ繊細すぎる人間性や病的なリスクをもった人間が足を踏み入れると、悲劇が待っている。そんな精神科医にとっての行き詰まりは、結果的に患者の回復を阻害する要因ともオーバーラップしているように私には思える。

そこで、本章ではまず、精神科医をとりまくいまの環境を読者と共有し、その後、各章で詳細に言及したい。

精神科では、通常は精神科病院、クリニック、総合病院のいずれであろうと、8時半ごろには出勤し、遅くとも午後6時すぎには終業というのが一般的な勤務パターンであろう。

週末も、通常、土・日は休みがとれる。週に1日は研究日と称して外の病院で非常勤で働く場合もあるが、外でも同じような時間枠であろう。

当直勤務や呼ばれたらかけつけるオンコール業務、なにかしらの会議などが立て込んだとしても、外科系の医師などと比べるとかなり時間的にはゆとりがある。働く環境としては恵まれている。

質的にはどうかというと、急性期の入院患者を受け持っていたら、大変さは少し違うだろうが、ある程度のパターンや段取りさえつかんでしまえば、そこまでではない。人の生命すら、みずからの責任で直接的に奪いかねない内科や外科、産婦人科や小児科などに比べれば、基本、精神科医が問われる全責任は限定的だ。

極端な話、患者が自殺したとしても、家族の心情を害さないように礼を失せず、最低限やるべきことをやっていればよい。しょせんは他人事でいようと思えばいられるし、入院患者が暴れたら縛りつけて（拘束という）、薬を注射して鎮静すれば、とりあえずはしのげる。そういう意味では、プレッシャーは少ない。

ただ、そういう処し方を覚えておかないと、死にたいと言って苦しむ患者を目(ま)の当たりにして、感情移入しすぎたり、攻撃的な患者のすごみなどにいちいち神経をすり減らしたりして、へばって燃えつきてしまう。

こうした処し方に慣れていない身体科の医師が、体の病気の患者に死にたいといきなり言われて、取り乱しているのを時に見かけたりする。もちろん、クレーマーのような患者には辟易(へきえき)し消耗するが、これはどの業種にいても遭遇するもので、精神科だけが特別とはいえない。

精神科医の主たる業務といえる外来業務

多くの精神科医の主たる業務といえる外来業務について見てみよう。

日本の医療は、「3時間待ちの3分診療」などと批判される。それは大げさだとしても、厚生労働省保険局が行った調査（2007年）では、精神科の診療時間は平均10〜15分未満という結果が出ている。

これは初診と再診を合わせたものであり、初診に20〜30分をかけると考えると、再診には1人平均5〜10分しかかけられない。

現在の診療報酬では、再診以外は、「通院・在宅精神療法」は診療時間の「5分超」を算定の条件としている。たとえ一人の患者の診察時間が5分超だとしても、それを朝から晩まで続けるのはかなり厳しいものではある。

もっとも、診療所の院長であれば、来院患者はイコール病院収入となるのでモチベーションにはなるだろうし、経営者の裁量で患者数や勤務日を減らすことも可能である。それに対して、診療所以上に外来業務の負担が大きいのは、総合病院の精神科勤務医であろう。

現在、精神科医が不足しており、とくに地方での不足は重症である。一部の恵まれた都市部などはそれほどでもないとはいえ、やはり現場感覚では不足しているといわざるをえない。とくに総合病院精神科の医師不足は深刻で、全国的に総合病院精神科が崩壊の危機にあるといわれている。

精神科医が不足しているところで、質の高い精神医療が行われるはずもない。たとえば、この10年、クリニックの数は増えており、それにともない患者数も増えている。

それに対して、その総数があまり増えていない精神科病院への通院患者数は、2021年に全国で5万7030人と、前年に比べ2・4パーセント増加している。いわゆる一般病院（いまは総合病院とは呼ばれなくなったが、慣例的に総合病院精神科という呼び名が使われている）では、2021年の通院患者数は118万5970人と絶対数も多いが、伸び率も前年比で4・3パーセント増加している。

精神科医にはオールマイティが求められる

精神科のニーズが増えている背景には、うつ病などの気分障害や認知症患者数が増加し、また薬物依存や発達障害への対応などの社会的要請が高まっているなど、精神科医療に対する需要が数だけではなく、質的にも高まり、多様化していることがあげられる。それにともない、一人の精神科医に求められる能力が、かつてと比べると跳ね上がっているといえる。

一人で何でも背負わずに、分業化すればいいではないかという意見もあるかもしれないが、そう単純ではない。たとえば、地方へ行けば、児童精神科医どころか一般の精神科医さえ見つけることが困難なところが多い。田舎の精神科病院で夜間当直をすると、地方は高齢者が多いので急に脳梗塞になったり、転倒骨折したり、肺炎になったりして、あらゆる体の問題に精神科医が対応しなければならないことがある。

ほかではどこも診てくれるところがなく、県の広域から夜中に救急車が何度も訪れて眠れないこともしょっちゅうである。地方で精神科病院にかかりつけがある患者が、頭痛や腹痛、めまいなどで救急車を呼んでも、一般救急病院からは「先に精神科で診てもらって」と断られ、そこそこの都市でも救急搬送を受け入れてもらえない。時に身体異常が見つかり、キモを冷やすことも少なくない。

もちろん、精神的な不調では当然、救急車で搬送される。暴れているのが高齢女性であっても、油断はできない。農家のおばあちゃんなどは相当な体力があるので大変である。

「仕事のストレスでうつ？　仕事変えたら？　無理に働かなくてもいいんじゃな

い？」

「依存症？　うちでは診れませんよ。専門のところへ行って」

「子供？　うちじゃ無理だよ、子供って専門じゃないとわかんないから」

「発達障害？　特殊な領域なのでよくわからない。うちでは検査もできないし、薬を出すしかできないので、どこかで心理社会的支援でも受けてよ。どうしてもうちに通いたい？　じゃあ、ＡＤＨＤっぽいからコンサータ出しとくね」

「心的トラウマを負ったＰＴＳＤ（心的外傷後ストレス障害）やパーソナリティ障害？自費でどこかのカウンセリングを受けてよ。うちでは対応してないから、通うなら、睡眠薬や安定剤だけは出してあげるよ」

　こんな治療でよければ楽だが、これではよくなるどころか、患者の時間を浪費するうえに、かえって悪化させかねない。少しでも治療的に役立ちたいと思っても、このどれか一つだけでも本気で極めようと思うと、きりがないほどに奥が深い。

　児童精神科医を例にとれば、その数が多いといわれるアメリカでも、まだ全米で2万人が不足している。わが国の必要数は、全精神科医の3分の1以上といわれている。

地方へ行くほど、精神科医は児童の診療と同時に、認知症についても毎日かかわらなければならないなど、オールマイティを求められるのだ。

世界でも1位、2位を争う膨大な外来患者数

近年、都市部での精神科のクリニック開業は増えるいっぽうだが、急性期の精神医療に携わる人材の不足が顕著になっている。前述のように、精神保健医療のニーズが多様化し、患者数が増えるなかで、それに対応するのはますます困難を極めている。

とくに地方(とくに中山間地域)においては、人口減少が進み、精神保健医療を含めて、地域保健医療の確保すら困難になっている。

私がはじめて勤めた総合病院で感じたことがある。ローテーションをしていた救急や内科のときには、忙しさから3時間しか寝られなくても翌朝にはスッキリしていたのが、精神科では、8時間熟睡しても疲れがとれなかった。精神的な疲れは、眠っただけではとれないと実感したのだ。

当時は、とにかく「キツい」のひと言だった。忙しさの原因は、まず外来数の多

さがあげられる。時間がかかる初診の患者を、一人で1日に数人も診なくてはならなかった。再診の場合には、1日50人から、多いと80人くらいにもなる。

クリニックであれば、損益分岐点は1日当たり40人と算出されているので、それをどう見るかは、その開業医のワーク・ライフ・バランス（仕事と生活の調和）への意識しだいである。だが、昔のように予約制にせず、初診人数を制限していなかった時代には、1日に4人も5人も初診が来ることも珍しくなかった。

精神科外来における患者1人当たりの診療収入は、全21科との比較で、総合病院において入院では圧倒的に最下位、外来でも下位のビリ集団に含まれている。正直、経営上は、総合病院における精神科は〝おじゃま虫〟以外の何者でもない。

じつは精神科にかぎらず、外来患者数の多さは、日本の医療全体が抱える問題でもある。38カ国の先進国が加盟するOECD（経済協力開発機構）のヘルスデータによれば、2018年の日本の医師1人当たりの1年間の外来患者数は約5000人。これは、OECD平均2000人のおよそ2・5倍で、日本の次に多いポーランドの3000人強と比べても、約1・7倍という多さなのである。

一方で、計算上、国民1人当たりの保健医療費は、日本の場合4766ドルでO

ＥＣＤ加盟36カ国中、15位となっている。首位アメリカの1万586ドルの半額という買い叩かれ方で、Ｇ7でも下位に沈んでいる。

つまり、先進国中、十分なお金はかけずに、世界でも1位、2位を争う膨大な外来患者数をこなしているのが日本の医師なのである。

実際、総合病院の精神科は、精神科医のあいだでは不人気で、ストレスも多い。半数の施設で常勤の精神科医が一人であり、2割弱の施設には常勤医すらいない。しかも、常勤精神科医は1日最低でも約30〜40人、あるいはそれ以上の外来患者を診察している。

他科からの精神科併診依頼では、内科や外科などの高齢入院患者の半数近くに生じる譫妄（点滴や大事な管を抜いたり、暴れたりする病的な寝ぼけ）や、がんなどの各種合併症患者の治療にかかわっている。とくに、現在は、終末期のがんなどの緩和医療に精神科医もかかわらなければならない。

また、自殺未遂などで救急搬送された患者への対応も難しく、救命センター併設の施設でも、依頼時のみしか対応できないのが実状である。

精神症状の重い場合の合併症治療には困難をともない、どの精神科病院でも、重篤な身体的疾患を抱えているほど受け入れに消極的になるので、転院や入院先の確保にも困難を生じている。

内科や外科といった主科から、何かあると呼ばれて駆けつけたり、「早くなんとかしろ」と若干、筋違いな厳しいプレッシャーをかけられたり、時には精神科医が内科や外科の入院患者の病院探しを直接させられることすらある。

人が充足されない総合病院精神科

医師不足の影響から、地方などでは病院でも、精神科医が一人しかいない施設は多い。そういう病院では、中堅からベテランの医師が働くことが多いが、自分の仕事を理解してくれる人がいないため、ほとんどの人は孤軍奮闘した結果、調査によれば抑うつ的になるという報告もある。

煮詰まったときなどには、やはり同僚や同じような立場の人と話せることは、医師のメンタルケアのうえでとても重要である。だが、病院に精神科医が一人だけでは、それもできない。なかには、いゆわる「一人医長の会」という集まりをつくり、病院の枠を超えて交流している人もいる。

でも、医師が複数いるからいいともかぎらない。精神科にかぎらないことだが、たとえば、あわない上司がいるだけで一気に部下は追いつめられる。

知人の男性精神科医は、以前、うつ病が原因で休職した。彼は倒れる直前、あまりの忙しさに、「ぼくはもうおかしくなりそうだ」と友人に電話で悲痛な叫びを吐露したという。

当時、彼は地方の中核的な総合病院の精神科に勤務していたが、あるとき、同僚の女性医師が産休と育休で休職に入ってしまった。しかし、後述するように、医局制度が崩壊している現状では、かわりの医師も医局から派遣されず、入院患者を実質的に30人以上、一人で診ることになった。

加えて、外来業務も上司の精神科部長から、

「お前、明日から、倍な！」

と言われて、彼女の外来患者も肩代わりしたそうだ。

現状の医療は、こういった女性医師の産休・育休（本来は男性医師でも取得すべき権利のはずだが、そんな権利は問答無用でつぶされる）などにまったく対応していないのだ。

神輿（みこし）の担ぎ手が一人抜けたら、ほかのスタッフに荷重が増えるという物理の法則が

まかり通っている。だから、赴任者が若い女性医師だと、管理職は「妊娠されたら困るなあ。女医はやめてほしいなあ」と、みな思うという。

これらのことは、社会問題化した女性医師の増加を毛嫌いし、医学部入学で差別的な合格者制限が行われた動きとも関連してくる。しかし、一方で、女性医師が（男性医師もだが）これらの当然の権利を行使して働けるようになるためには、余剰人員やバックアップ体制を整える必要があるが、そのためには応分のコストがかかる。

多くの国民は、総論では「医師のワーク・ライフ・バランス」には賛成しても、そのための医療費高騰（いざ自分の財布から出費が増えるという意味で）には納得しないだろう。こういった問題の根幹には根深いものがあるが、結局、隣の医師がその矛盾をすべて背負わされて成立しているのが実情なのである。

キャパシティオーバーでうつ病になる精神科医

話をもどすと、上司の精神科部長は、面倒なことはすべて下に押しつけ、相談しても頼りにならない。挙句の果てには、逆切れする始末で、まじめな彼はすべてを一人で抱え込み、ついに燃えつきてしまった。

彼はその後、病院を辞め、長い休職期間のあと、心の治療を受けながら別の病院で働きはじめた。倒れる前は理想に燃えていたが、いまはどこか厭世的な雰囲気を漂わせるようになっている。

別の男性医師は、通常、午後5時には帰宅できる精神科病院に勤務していたが、反社会性パーソナリティ障害やアルコール依存、覚醒剤などの薬物依存などの患者を多く受け持たされていた。

覚醒剤依存のとくに男性患者は、ちょっとでも弱気な医療者には、牙を剥いて威圧的な態度をとることが多い。そういう患者は少年院あがりなども多く、知人は病院からそういう患者を押しつけられ、なかなか「ノー」と言えずに一人で奮闘していた。

彼はとてもまじめな性格だったため、とうとうキャパシティオーバーになってうつ病になり、休職して、最後には病院を辞めてしまった。

かつて私も勤務していた地域の総合病院では、人手不足もあり、1日50〜60人の外来診療のあとでも病棟で入院患者が待っていた。精神科医が数人で手分けするとはいえ、入院している受け持ち患者を一人で10〜20人くらいは診ないといけない。

しかも、ほとんどの患者に身体合併症があったり、症状が激しく目の離せない急性期の患者であったりするため、日々、状態が変わる。当然、1日1回は全員に話を聞かなくてはならない。それが毎日のように続くのだ。

しかも、それで終わりかというとそうではなくて、合間には内科や外科の病棟や救急外来から呼ばれることもある。

たとえば、大きな総合病院であれば、1日に5〜10人くらいは精神的に不安定になる患者が毎日出てくる。「いい先生だ」という評判でも立とうものなら、不人気な医師への依頼がスキップされるぶん、そのしわ寄せが際限なく増えていく。

しかし、一方で、精神科医が呼ばれた他科の病棟に診療に行くと、差別的な医師や看護師（昔はこういう医療関係者がよくいた）のなかには、

「こんな患者、プシコ（精神科の意）だよ。どうして外科にいるんだ。なんとかしろ！」

などと、私たち精神科医に文句を言う医療関係者までいた。

総合病院では、精神的な問題がある患者は、ほかに体の病気があっても、「精神科の疾患がある患者だから」と、なにかと面倒な患者を精神科に押しつけてくる医師

もいる。あるいは、精神疾患ではなく、いわゆる態度の悪い、病的だけど病気ではないトラブル患者なども精神科で引き取れと言ってくる。

ひどいケースでは、いわゆるクレーマー患者とトラブったときにも、

「あいつは精神的におかしいので、なんとかしろ」

という依頼もあり、実際、精神科病床を病院がもっていると、早く精神科の病棟に移せと、あの手この手の圧力がかかってきたことを思い出す。

誰でも、クレームをつけてくるような患者は診たくない。何かトラブルがあったら面倒だからだ。手術がうまくいかずにもめている患者も同様である。

さらに、精神科病棟での入院を引き受けてしまうと、今度は精神科病棟の看護師長はじめスタッフから、

「どうしてこんな患者を受けたのか」

と、毎日のように朝のカンファレンスなどで吊るし上げにあい、針のむしろに座らされる羽目になる。患者に直接対応する看護スタッフは、医師以上に大変だからであり、医師は罪悪感を覚えながら八つ当たりを受けとめ、治療にあたることになる。

もっとも、こういうのは若いときの話で、年をとってからはずいぶん気を使ってもらえるようになるが、今度はそのしわ寄せが、より若い医師や、がまんを強いられる看護スタッフの燃えつきにもつながっていくのだ。まさに負の悪循環である。

精神病患者の急増に対し医師の数が足りない

１９９９年の調査によると、全国の精神科のうち、およそ4分の1で国の基準を満たしていなかった。つまり、精神科医の数は不足していた。

一方、現在、精神科医の数自体は着実に増えている。本書の初版を上梓した段階でも、厚生労働省の報告を見ると、日本の精神科医の数は１９９８年の1万１８４３人から、２００４年には1万３６０９人と、およそ1・15倍に微増だった。

だが、精神科の通院患者数を見ると、多くの方が精神科に足を運びだした世相を反映して、気分障害（うつ病や双極性障害など）の患者が、１９９９年から２００５年には倍増していた。つまり、患者が増えるペースのほうがはるかに速く、医師が少しくらい増えても焼け石に水だった。

厚生労働省の統計に基づいた日医総研（日本医師会総合政策研究機構）の２０２２年

のリサーチレポートでは、2010年から2020年という直近の10年間で医師が増えた診療科を見ると、なんと精神科医は4番目に多かった。

　厚生労働省は2019年2月、「医療従事者の需給に関する検討会」において、これから医師の必要性が減る科の筆頭として、「不要なのは精神科の1688人分」と、名指しで吊るし上げた。ついでにいえば、この10年間で最も開業の多かった科も精神科であった。

　精神科は、基本的には高額な医療機器の投資などが不要で、比較的安価に開業できる。とくに金銭的モチベーションから、近年、精神科クリニックの乱立といわれるような増加につながっているとの批判もある。

　一方で、十分な教育を受けないまま安易に開業し、自院での外来診療のみに終始し、地域との連携を敬遠する精神科医も多い。自分の患者が薬をまとめ飲みしたり、副作用が出たり、不調で自傷他害を起こしたりしても、時間外の診療はいっさい行わない。

　何かトラブルがあったときや、行政などの関係医療機関からの協力要請には、「本日の診療は終了いたしました」という留守電メッセージが応答する。そこから先は行政や救急医療にまかせて、情報提供すら応じないケースもよく見受けられる。

しかも、そういうクリニックに限って、必要以上に多剤・大量投与で、クセのある患者も少なくない。だから、精神科医の数はこれでもう十分だろうという批判が出るのも心情的には理解できる。

しかし、それで高まる精神医療に対する多様な国民のニーズは、はたして満たされるのであろうか。じつは、詳細にデータを読み込むと、この10年間で35歳未満の精神科医師の数は、全39科のなかで減少数が5番目という高さである。著しい精神科離れが起こっているのだ。

若いときには他科で専門を習得したが、年をとって開業する際に、まあ精神科だったらついでに標榜（ひょうぼう）できるだろうと、もともとの関心もあったのだとは思うが、後乗りで開業するケースが多いということなのである。もちろん、こういった精神科医でも、適当にやろうと思えばいくらでも手を抜ける。

また、そもそも精神科医は密室で自己完結する、つまり独りよがりに陥りがちな科でもある。とくに、十分に教育されていない一人開業医では、

「精神科薬なんて効くわけがない」

「うつ病なんていう病気は世の中には存在しない」

「すべての精神疾患は栄養療法だけで治る」

といった、極端な偏りすら強まる危惧も否定できない。

若いときに大学病院や専門的な医療機関で、その道のエキスパートにしごかれながら専門的なノウハウを学ぶことなく、内科など他科を経験したあとに開業して、深い専門性が片手間に身につくものではないと私自身は考える。

多くの調査では、「肉体」対「精神」という2項対立でデータ化される。たとえば、内科だけでも、腎臓内科、糖尿病内科、代謝内科、循環器内科、脳神経内科、呼吸器内科、感染症内科、それに子供の内科は小児科と細分化してカウントされる。

ところが、「精神は1科で十分」と決めつけられる。心や脳という、ある意味、全臓器で最も複雑な機能を扱う領域を、目とか皮膚と同じ1カテゴリ分けで、同列に「精神」と単純に扱うことこそが、精神医療がいかに理解されていないかを如実に表している。

もっといえば、現状の国民のニーズの高まり、広がりを把握しておらず、ひいては一人の精神科医への期待が過度になりすぎて、まじめな医師のバーンアウト（燃えつき症候群）や、精神科全体がとうてい期待に応えきれずにキャパシティオーバーにつながっていく。

従来型の古い精神科サービスだけでよければ、現状でも十分である。だが、精神科に求める国民のニーズは、その程度のものだろうか。もっと深く多岐にわたるものではないだろうか。

日本精神科病院協会の平川淳一常務理事も、現状のデータのとり方に問題があることを指摘し、そういった推計は混乱を招くと批判したうえで、

「精神科については、この流れでないことを明確にしてもらいたい」

と主張している。

それに対して、厚生労働省側は、「なかなかいいデータはない」といった回答でお茶を濁すにとどまっている。

たしかに、2010年から2020年にかけて、最も増加したクリニックは精神科であった。しかし、診療所の人口10万対精神科医師数を見ると、東京都を中心とした都市部に偏在している。最大の県と最小の県の差は、精神科が充足していると厚生労働省が豪語する2020年でさえ、4倍という大きな開きがあるのだ。

精神科診療所が増えること自体は悪いことではない。実際、精神科への垣根がなくなり、アクセスしやすくなった。精神科に対する偏見や抵抗はまちがいなく少なくなった。これらは精神科診療所の功績である。しかし、ここで、増えたから打ち止めというのは違うと思う。

コメディカルにはもっと活躍の場が必要

コメディカルとは、医師以外の医療に携わるスタッフを指す和製英語で、「師」「士」とつく職種の人たちが含まれる。

精神医療は、精神科医だけで成り立っているわけではない。医療機関や地域社会のなかで、医師と多様なコメディカルスタッフが協働して、チーム医療を行っている。

精神医療では、国家資格を有する多くのコメディカルが活躍している。この方たちの活躍なしには、とてもではないが、増えていくいっぽうの精神医療のニーズを満たすことはできない。

精神医療の最大のボトルネック（うまくいかない原因）は、医師が知りもしないのに、またできもしないのに、オールマイティであるかのように扱われ、権限が強すぎることである。同時に、コメディカルの財源的な裏づけが弱いことである。これは最大の課題である。

ざっとあげただけでも、精神医療は多くのコメディカルの活躍で成り立っている。現在の医療は、多職種によるチーム医療をベースに進めることが、あるべき姿とされている。そして、多くの情報をスタッフ間で共有することが不可欠である。コメディカルの数は以前と比べるとかなり増えてきているが、まだまだ足りない。こうしたスタッフの不足もまた、精神科医の負担を大きくし、ひいては患者の治療を後手にまわらせる原因になっている。

たとえば、精神保健福祉士は大変重要な仕事だが、現状では厳しい立場に置かれている。なぜなら、精神保健福祉士がいくら院内で仕事をしても、診療報酬上は十分評価されているとはいえないからである。報酬は結局、多くが病院の持ち出しとなるのだ。

私立の病院経営者が精神保健福祉士の採用に消極的なのは、一人増員するごとに、精神保健福祉士への報酬が病院の利益を圧迫するからである。

カウンセラーもまた、日本の精神医療では肩身の狭い思いをしてきた。せっかく国家資格化した公認心理師も、健康保険における診療報酬が著しく限定的であり、いくら外来カウンセリングをしても、通常のとくに精神科病院やクリニックには、診療報酬上、もたらされる利益はゼロである。常勤職でもとても少ない。そのため、心理系学科の卒業生には就職口という問題も生じてくる。

なぜ、心理士の国家資格化は進まなかったのか

公認心理師は、この5年間の過渡期の特別措置により、一定の実務経験さえあれば簡単なペーパーテストだけでパスするという立て付けであった。

これはとくに、古株の大御所の心理士を絶対に落とせないという忖度も働き、第1回は国家資格が合格率8割（79・6パーセント）というゆるゆるの試験で、どさくさに紛れて占い師などでも取得していると聞く。その後、年々難しくなり、過渡期の最後の第5回は合格率48・3パーセントと半分以下になった。

病院としては公認心理師の資格だけでは信用できないので、依然、心理士としての教育をしっかりと受けている民間の臨床心理士を信頼しており、就職活動におい

ても公認心理師は形骸化していると嘆く心理士もいる。

先進国では長年、日本だけが心理士の国家資格化が先送りされてきていた。それには、カウンセリング行為を、医療・保健分野に限定した「公認心理師」（当時、医療心理士と想定）という資格にこだわる厚生労働省側と、心理学を医学とは独立した学問としてとらえ、医療以外でも汎用したい文部科学省側とのせめぎ合いという対立構造があった。

国家資格が公認心理師に限定され、カウンセリングに医療保険が適用されれば、身分の安定を求めてカウンセラー志願者が公認心理師側に殺到する。そうなれば患者も、安くカウンセリングを受けられる公認心理師に流れてしまう。一方で、公認心理師の行為に、「医師の指示のもとに」などという表現がつくことで、医師に従属する関係になるのを嫌った一部の心理学の権威たちの思惑が強く働いていた。

少子化時代のいま、大学の心理系学科、とりわけ心理カウンセラーの資格につながる大学院のコースは人気が高いが、公認心理師が国家資格として認められては、そこに対応できない学校は、死活問題になりかねないといったそろばん事情もあった。

いずれにしても、国家資格化には、教育システムの整備にも費用がかかるうえ、保険診療にもなるため、国は診療報酬も認めなければならない。場合によっては、病院は、これまで以上に給与を払わなければ、優秀な心理の人材を確保できないといったことも以前は懸念されていた。

結局、厚生労働省は得意の「偽装導入」を打ち出した。7万人の有国家資格者を生み出したはいいが、診療報酬は病院業務のほんの一部にガス抜きのような保険点数しか認めていない。事実上の「名ばかり公認心理師」を粗製乱造することで、お茶を濁すことに成功した。

今後も、ゆっくりと広がり、多少、診療報酬は上げても、いつまでたっても、まともな心理療法家が納得する金額にはとうていならないであろう。そういったしわ寄せが、結局、エンドユーザーである患者にまわるのである。

患者と〝おしゃべり〟をするだけで精神科医は儲かる

私が知るかぎりでも、大学病院や総合病院の勤務医としての激務に、「もう疲れた。少し楽をしたい」と本音を漏らして開業医に転じる人は少なくない。「そろそろお金が欲しい」というのも偽らざる心境だろう。

ただ、「地域医療に貢献したい」と言っていた人間が、クリニックが林立する銀座や青山、恵比寿あたりに開業しているのを見ると、「どこが地域?」と笑ってしまう。

開業が跡を絶たない精神科だが、厚生労働省はつねに医療費削減をねらっている。〝駅前診療所〟とも呼ばれる開業医たちの高い利益率に目をつけ、「精神科の再診費用は高すぎる」と問題視しているのだ。

とくに、総合病院の勤務医は過重すぎるため、退職者が増えている。時間的・金銭的にアドバンテージが高い開業医に対し、不公平だという感覚をもっている。厚生労働省がとくに削りたいのは、精神療法による診察料である。

精神科医による診察は、正確には通院精神療法と呼ばれる。この場合、一人の患者を5分以上かけて診察すると、再診なら3000円程度の診療報酬が認められる。具体的には、精神科医は患者と〝おしゃべり〟をするだけで特殊技術料が発生する。

ところが、ほかの科では、検査や何か処置をしなければ、それだけの点数はつかない。内科医が患者と話をして精神安定剤を出しても、それは技術料とは認められない。

この制度が、精神科の開業医の儲けを生んでいると考える厚生労働省は、本当はこの制度を見直すために、精神科医の5分超のおしゃべりに効果がないことを証明し、削りたいと一時期、本気で考えていた。

しかし、当面、そこまでは行わないだろう。その理由は、世界最多といわれる精神科の病床数削減という悲願が厚生労働省には先にあり、そのためには通院先であるクリニックの充実が欠かせないからだ。

後述するように、精神科医療費の大半を食いつぶしているのは、長期入院の中高年の統合失調症患者である。そのため、いまはとにかく、その患者を退院させて、患者が高齢化とともに死亡したり、認知症のため施設に移ったりすれば精神科病床が減ることを考えているのだ。

もっといえば、精神科病床をつぶしきったあとに、真綿で首を絞めるように、じんわりと用済みとなった精神科クリニックに「診察料の値下げ」という兵糧攻めではしごを外すだろう。

日本の精神医療は量以上に質が足りていない

本当の意味で、日本には精神医療がまだ足りない。本書の初版発行時には、データをさまざまあげて議論を展開したが、じつは、そこに本質の議論があるのではなく、私自身はそれが無意味だといまは悟っている。

札幌など大都市に医師が一極集中し、医療過疎が深刻な北海道では、興奮して暴れている統合失調症の娘を、父親が3時間近くかけて自家用車で最寄りの精神科病院に連れていった。ところが、到着したときには娘が長距離ドライブに疲れてぐっすり眠っていたため、そのままUターンして家に帰ったという笑えない話もさせていただいた。

これらの精神医療の充足も大事な問題だが、そういった精神科医や医療機関の多寡だけを問題とするのは、議論がバランスを欠く。膨大化する精神科個々の領域のニーズにどう応えるかといった、さらに踏み込んだ議論も必要である。そうでないと、根本的な問題がいつまでも解決しないと考える。「精神」は一つの科で十分という前時代的な発想が、そもそもそぐわないのである。

精神科の通院患者数は増えている。でも、それは、脳の生物学的異常が本当に増えているのか、それとも、精神疾患という便利なラベリングが増えただけで、何も現実は変わらないのか。

そこには完全な結論は出ないし、なかにはよけいなネーミングのせいで、寝た子を起こしただけだという意見もある。

しかし、何であろうと、言語化されることで潜在的な苦悩が顕在化し、はじめて精神的な苦しみを訴えることがかない、救われるとしたら、それはいけないことなのだろうか。そこに手を差し延べて、そこに経済活動が発生して、どこがいけないのだろうか。もちろん、薬偏重だけの現状の精神医療には問題があるので、その改革は必要だと思う。

これは、LGBT（レズビアン、ゲイ、バイセクシュアル、トランスジェンダーの頭文字を組み合わせたもの）や女性の社会進出にも見られる議論と同じではないかと思う。これまでも、潜在的に性別違和や社会的な活躍を抑圧せざるをえなかった人は多かった。

しかし、時代が多様性を認める流れになり、これまで真のニーズを押し殺していた方々が、自身の無意識の気づきをこういった動きに感化されて声を上げようとしているのに、寝た子を起こすなというのであろうか。これまで、そういった方々の犠牲の上に成り立っていただけではないのか。

まだかたちこそはっきりしないが、多くの人びとがまちがいなく強く苦悩している「生きづらさ」を見える化し、支援する学問としての精神医学は、ますますニーズが高まっていくと思われる。

だから、本当のところ、日本には必要な精神科がまだ足りない。

こう書くと、それでもなお疑問をもつ読者がいるだろう。日本の精神科病院とベッドの数は世界でも群を抜いて多いからだ。クリニックも増えているではないかと。

だから、正確に言い換えると、「いまある医療リソースが適正に配分されているとは言い難いうえ、膨らんでいる潜在的ニーズにも追いついていない」ということになる。

こうなった背景としては、そもそも医師の絶対数はOECD先進国のなかでも少ないにもかかわらず、次章で述べるように、国民が厚生労働省のプロパガンダにひっかかってきたという面がある。

第3章
多様化する精神科へのニーズ

日本は世界トップレベルのギャンブル依存大国

精神科医と聞くと、心の問題に関することは何でも知っていると考える人は多い。一般の人は、精神科医に過剰な期待を抱く傾向があるのかもしれない。

だが、いま精神科にやってくる患者を診ると、従来の統合失調症や典型的なうつ病、双極性障害などの古典的な精神疾患だけではない。非典型的なうつ病、多彩な不安症、身体合併症をともなった精神疾患、子供の思春期や発達障害・学校問題、虐待やトラウマ、職場の問題や認知症、介護疲れなどさまざまである。

それ以外にも、人間関係、依存、経済問題絡みなど、じつに多岐にわたっており、精神科へのニーズはどんどん多様化している。従来のように、診察室で一人の精神科医がこうしたニーズのすべてにきめ細かく応えていくのはもはや難しい。

アルコール依存症の治療でいうならば、総合病院の精神科外来などで行っても、節酒可能な軽症者以外は十分な効果は期待できない。従来からあるアルコールや薬物の依存だけでなく、現代は買い物やギャンブル、ゲームにインターネットなど、さまざまな依存が社会問題化している。

また、摂食障害や、万引きなどの窃盗行為がやめられない病的窃盗、痴漢・盗撮（繰り返す性犯罪）などの社会的問題につながる行為をする性嗜好障害、性交渉や風俗の利用回数が極端に多くなる強迫的性行動症（性依存）といった、嗜癖（しへき）を制御することが困難な患者も同様である。

こうした依存症の患者は、生活習慣病などの教育と似ているところもあるが、より適切に指導し、時には管理される必要がある。依存症が病気であるという認識改革をうながす心理教育から、変わるための認知行動療法のような技術に加えて、患者の依存的な性格面に対する洞察や背後の家族問題、患者会のようなピア（小規模な集まり）における支え合いが不可欠である。

そのためには、特別な治療が求められる。その意味で、依存症専門の治療プログラムと、それが可能なスタッフなどの財政的に裏づけられた専門的治療構造があることが望ましい。しかし、アルコールや薬物の依存治療は、精神科医のなかでも希望者が少なく、なり手が少ない。

これまでは、それでもアルコールや薬物の依存治療については、予算的に比較的重要視されており、実際に体制も整備されてきた。

また、近年、活発に議論されているのが、わが国のカジノ導入にともなうギャンブル依存症である。すでに日本は世界トップレベルのギャンブル依存大国だが、病気としての認知度や自覚に乏しいことが示されている。

厚生労働省によれば、アルコール依存症で治療中の患者は12万人に対し、潜在的な患者数は推定57万人いるという。それに対して、ギャンブル依存症が疑われる人は約70万人にのぼるにもかかわらず、治療中の患者は約3200人にすぎない。

診療をしていても、公営ギャンブルやパチンコ・パチスロといったギャンブル依存患者の受診は相変わらず多い。最近は、海外のオンラインカジノで数百万円もすったというような、いまどきのギャンブル依存患者の相談も肌感として増えている。

政府は、ギャンブル等依存症対策基本法を定め、依存できない環境づくりの対策を行うことを義務づけている。

現実には、依存症の治療機関でも、行政で把握されているのも、多くの場合、政策的に重視されている影響か、アルコールや薬物の依存症とギャンブル依存症までというところが多い。そのほかの依存症や嗜癖については、都市部にある一部の民間医療機関が取り組んでいるのが実情である。

ギャンブル依存症以外の精神疾患でも、日本はさまざまな治療専門医療機関のニーズが求められているが、日本の精神科では、こうした機能分化が進展しない。それは、予算をつけず、口先だけの行政のイニシアチブにも問題がある。

精神科病院の〝薄利多売〟ビジネスモデル

日本は、いまなお世界一の精神科病院入院大国であり、精神科病床数（人口1000人当たり）はダントツで世界一なのだ。全世界の精神科病床の2割が、世界の人口の2パーセント弱という日本にあるといわれている。

精神疾患による入院患者数は、2017年で28万人（厚生労働省調査）となっている。これは、欧米の流れに反して、1960年代の高度経済成長の時代から、日本の精神科病床数が極端な右肩上がりで増えたからだ。

この背景には、当時の日本における入院偏重の精神科政策があった。その契機には、1964年3月に起こった、当時のライシャワー駐日アメリカ大使が統合失調症の19歳の日本人青年にナイフで右大腿部を刺され、重傷を負った事件が大きく関係している。

60年安保も収束し、日米協調体制の強化が重要課題という背景のなか、親日家大使が刺傷したこの事件は、時の政府に衝撃を与えた。また、国民の精神障害者に対する眼差しにも大きな影を落とすことになった。

事件は「精神障害者野放し論」に火をつけ、世論の支持を得て、精神衛生法改正をめぐり紆余曲折の議論が展開された。その中心には、「個人（精神障害者）の人権より、多数（一般市民）の人権を考える」といった、社会防衛・治安的色彩を強く帯びた論調があった。

この事件をきっかけに、国の方針は入院治療偏重に固まり、1960〜70年代にかけて、日本では社会的入院（必ずしも治療や退院をめざさない長期入院）を念頭においた閉鎖病棟が急増していった。

私立の病院をつくるためなら、一般の金融機関が貸し渋るような困難な融資でも、低金利で貸し出す医療金融公庫が政府の出資で立ち上がったことも追い風となり、日本には精神科病床がどんどんできていった。

精神科病院が増えたのは、「精神科の医療スタッフ数はほかの診療科と比べて少なくていい」という「精神科特例」の影響が大きい。これは、「入院患者に対して、医師数は一般病床の3分の1、看護師・准看護師は3分の2でよい」とする医療法施行令と厚生省事務次官通知に基づくものである。

その結果、病床数を増やすだけ増やさないと経営的に利益が出ない構造が生まれた。通常の一般医療なら月額入院費100万円のところ、精神科の月額入院費は約45万円と保険点数が低い。

民間経営者が多い精神科病院では、〝薄利多売〟にしなければ利益が上がらない。そこで、経営の維持に必要な90パーセント台の病床利用率を確保するため、「いったん入院させた患者は退院させられない」という経営上の理由で、入院は長期化していた。

最低限の衣食住は満たされても、人手が心理社会的治療にかけられないので、患者は飼い殺しの状態で放置された結果、社会的な回復機会は失われていった。20世紀初頭の時点で、すでにヨーロッパでは患者を拘束せず、作業療法という考え方も生まれていたのに対し、日本では、隔離・拘束が当たり前だった。

1970年代に精神科医のラッセル・バートンは、精神科の長期入院患者に見られる特徴として、無感情、主体性の欠如、非個人的な性質のものに興味を失う、従順さ、将来の計画を立てられない、個性のなさをあげた。それは病院で過ごした結果であり、精神病の症状とは別だとして、「施設神経症」と名づけた。日本の長期入院患者はみな、この医原性の施設神経症にさせられたのである。

出口戦略を構築せずに退院を迫る厚生労働省の無責任ぶり

もっとも、近年の日本では患者在院期間の二極化が起こっており、新規入院患者の入院期間は短縮傾向にある。すなわち、20〜30代の新規入院患者の8割以上が半年以内に退院し、全体でも約9割は1年以内に退院している。

これは、厚生労働省が2012年、新規の入院は1年以内を原則とし、1年以上の入院患者を長期入院として退院促進を図る方針を打ち出したことも関係している。

若者は退院していく一方で、中高年者の社会復帰がますます困難になった。5年以上の在院者は46パーセントとなり、在院患者は長期在院と化している。患者のなかには、私の生まれるずっと前から入院している人もいる。時に、とても不思議な感覚に襲われることもある。

彼らにとって、病院は、治療の場であると同時に、居住の場にもなっている。いわゆる精神科病院のリハビリテーションである作業療法における習字の時間に、見事な美しい字体で「終の棲家」とか「自宅退院」といった内容を書き出して、廊下の壁に飾られている様を見ると、涙が出そうにもなる。ただし、そういった患者の場合、もはや急な社会復帰が必ずしも本人のためにならない。

長期入院の理由は、支えてくれる家族が高齢化したり、亡くなっていたり、経済的な理由で引き取る余裕がなかったりするというもので、そこに精神症状の不安定さが残っている場合にも、退院はいっそう困難になる。

当然、高齢者も多く、そういう患者を社会に送り出しても、いまから一人で生きていくこと自体が難しい。少子高齢化・核家族化といった家族構造の変化も大きい。そのため、いろいろ工夫はするものの、統合失調症などの症状が重い場合、病院で看取らざるをえないのが現状である。

2000年の日本の国民総医療費では、精神科の医療費のうち、入院医療費は78・1パーセントを占めていた。その最大の原因である統合失調症患者の入院の慢性化に歯止めをかけるために、厚生労働省もとにかく精神科病院の入院を減らすべく試行錯誤してきた。

2004年に、「入院医療中心から地域生活中心へ」という理念が示され、「受け入れ条件が整えば、退院可能な社会的入院患者の約7万人について、10年後の解消を図る」としていた。

だが、改革は進まず、入院患者は微減にとどまり、やがて数値目標そのものもうやむやになってしまった。

厚生労働省の失敗の最大の原因は、一目瞭然。「入院患者の半分が、在宅サービスの支援体制が整えば退院可能とされている」とみずから書きながら、特別な受け皿をつくらなかったことにある。

とにかく早期退院を進めて、入院期間が短くなればベッドも減るだろうという甘い見通しに立っていたのである。

つまり、金をかけずに退院させようという無責任な政策にあったといってよい。

しかし、何十年も精神科病院で無為自閉な生活を送ってきた人に、いきなり社会復帰しろといっても、それは無理な話だ。そんな無理筋の青写真が描かれていたのだ。

その反面教師が、じつはアメリカにあった。社会的入院の増加にともなう医療費の増加に、アメリカは精神科病院の数を一気に10分の1近くに減らした。だが、やはりまともな受け皿をつくらなかったために、ほとんどの患者が治療に必要な薬が手に入らず、治療も受けられない状態で暮らすことになった。結果、患者の多くがホームレス化していった。

さらに、精神障害者の犯罪率が高くなり、多くが刑務所に収容された。患者は刑務所と地域を往復するという不幸に加え、治安の悪化もともなう悲惨な結果になってしまった。

現在、アメリカのホームレスの半分は精神障害者だといわれる。イギリスも同様である。オイルショックのあおりや、サッチャー政権による社会福祉への予算の締めつけによって、地域ケア計画が遅れたにもかかわらず、精神科病床の削減だけは計画どおり継続されたため、精神障害者のホームレス化は避けられなかった。

日本では、一般人口と変わらない患者の寿命も、アメリカでは平均寿命が75歳に対し、精神障害者は58歳と、17歳も短命である。

こういったことを学ばず、というか目をつぶっての退院促進政策が絵に描いた餅で終わった厚生労働省ではあったが、近年はこのあたりについて、さすがに例外として「重度かつ慢性」の患者は長期の入院継続を容認する考えも示している。
「過去15年間、われわれ（厚生労働省）は、精神科病床を削減する努力をしてきた。それでも約35・8万床が33・8万床になったにすぎない」

これは、2018年の「第1回精神保健福祉士の養成の在り方などに関する検討会」（厚生労働省）に記載されている内容だ。これまでの日本の計画は、事実上、口先だけの号令であった。

子供の心がわかる医師がいない

虐待、学級崩壊、不登校、いじめなど、子供たちにとって悩みの種はつきない。そのため、心の病気で受診する小中高生も増えている。最も多いのはうつ病だが、やっかいなのは、子供はうつの症状が典型的でないことだ。まだ言語能力が発達していない子供の場合は、うつの症状を訴えることさえ難しい。

ADHDや**ASD**（自閉スペクトラム症）などの発達障害も、驚くべきことに、子供たちの10人に1人が抱えている可能性があるとされるいまの日本。児童精神科を受診する人数は年々増加し、深刻な医師不足が叫ばれている。

文部科学省が2014年に行った調査では、通常学級に在籍する児童生徒のうち、何らかの発達障害が疑われる子供の割合が6・5パーセントであったという。特別支援学級や特別支援学校に在籍する子供を加えると、発達の遅れや偏りなどに配慮が必要な子供は、小・中学生の1割はいると推定される。

近年では、成人期になってから仕事や対人関係の悩みなどを契機に精神科を受診し、そこではじめて発達障害の存在が判明する人たちも多い。

だが、日本には、そうした病気の子供がかかることのできる児童精神科医が非常に少ない。医師不足は深刻で、受診申し込みから初診までの待機期間が数カ月以上というところが多く、2年待ちというところすらある。それだけでもう2歳年をとってしまうのだ。

わが国は、児童精神科医の養成に関しては後進国である。医学部に児童精神科医を育てる講座が設置されている大学はわずかしかない。厚生労働省が研修会などを開催しているが、そんなものは焼け石に水である。

子供の精神疾患には、特別な治療や体制が必要なのだが、それができるスペシャリストがほとんどいない。

たとえば、発達障害は、治療者や支援者側にも大変なエネルギーを使うことがある障害だが、医療機関で診察を受けられるまでには、予約待ちでいっぱいのところが多い。それもやはり、この症状を正確に評価できる専門家がまだまだ少ないという事情による。

逆にいえば、子供にかぎらずだが、知能テストや心理テスト、親へのくわしい聞き取りすらせずに、「発達障害」と診断して、なかにはコンサータをいきなり処方するような問題のある精神科医や心療内科医もいるから驚きだ。

厚生労働省も、子供の精神医療の不備については問題視しているが、医療機関の数は増えていない。その理由は、小児科自体が減っているのと同じである。そもそも、少子化で、小児科自体がお金にならないうえ、診療に時間がかかりすぎるからだ。

それに、大人と同じか、あるいはそれ以上に手間がかかるわりには、使う薬の量も少ない。診察では、子供の面接と行動観察だけでなく、保護者との面接や学校などの関連機関との連絡調整も行うので、初診では1時間以上、再診でも20～30分を要する。約3分の2は薬物療法を行っておらず、結局、通院・在宅精神療法と呼ばれる診察料のみである。そして、特別な加算などもあるにはあるが、とうてい不十分といわざるをえない。

そもそも、多くの医療機関では、児童思春期精神科専門管理加算の対象外とされているのだ。全国的に深刻な医師不足が続くなかで、児童青年精神科領域の医師確保のためには、診療報酬の手厚い見直しが急務だが、厚生労働省の動きは鈍い。薬物療法を主とすることが少ない児童精神科でも、他科と遜色のない診療報酬が得られるよう、厚生労働省は保険診療の改定を進める必要がある。

厚生労働科学研究の調査によると、子供の心の診療にかかわってほしいと望まれる一般の小児科医の数はおよそ1万2000人、精神科医は5000人で、両者合計で1万7000人程度が日本全国で必要だろうといわれている。

それに対して、現在、子供の診療を定期的に行っている小児科医、精神科医は、多くても1500人。つまり、理想とされる数の10分の1以下しかいない。

ちなみに、日本児童青年精神医学会認定医数は、2022年6月現在、443名とあり、あまりにも少ないことがわかると思う。

思春期・青年期にこそメンタルの治療を充実すべき

とにかく文部科学省は、全国の大学医学部に児童精神科医養成のための臨床講座を設置するよう、何らかの支援対策を講じるべきだが、現状では心許ない。

子供が抱える問題や病気は、幼年期から思春期、青年期と、じつに多岐にわたる。もちろん、大変なのは子供本人だが、育ちざかりの子供を相手にする治療者の負担も小さくない。やはり、子供の心をわかっている小児科医や精神科医が必要であり、両者の協力が欠かせないのだ。

また、入院施設に関しても、子供専用の精神科病棟は質量ともにもっと充実させなければならない。精神科病棟であっても、大人の患者と一緒にいては、やはり治療は難しいからだ。

そもそも、話し相手になれる者がいない。大人と楽しそうにしゃべってはいても、実際にはかなり神経を使っている。体の治療ならまだしも、これはメンタルの治療にはマイナスである。

本当は思春期・青年期こそ、統合失調症をはじめとした多くの精神障害の好発年齢であり、この時期にストレス対策を充実させることが、将来の予後をよくし、結果的に医療費緩和に役立つと思うのだが……。

精神科医不足を補うには、本当の意味の精神科ゼネラリストを養成することだという考え方がある。というのは、児童・思春期の精神科専門医を必要なだけ養成することは無理だからである。

これは、ほかの領域でも同じである。たとえば、アルコール依存を毛嫌いしている精神科医は多いが、それでもある程度、依存症患者を指導できる知識と技術を習得する必要がある。多くの精神科医が、精神疾患全般にひと通り対応できるようにするべきというのである。

そうして、不足している領域をカバーしていく必要がある。とはいっても、あれもこれもと虻蜂取らずで、全部、中途半端で何もできないのでは本末転倒だ。ましてや、ベテランの精神科医にそのような意識改革を望むのは無理だろう。精神科ゼネラリストの養成は、後期研修制度も含めた精神科教育に課せられた重い課題だと考えられるが、前途多難である。

家族を中心とした「開かれた対話」の効果

患者も大変だが、家族の負担も同様に配慮されなければならない。家族の治療参加はエビデンスも示されており、服薬・心理的支援・危機介入における協力は、患者の予後改善につながり、とくに若い患者ほどその利点は大きい。

結果的に、それは患者のためになるだけでなく、家族にとっても大きな負担軽減となりうる。ただ、日本では、家族はまるで患者治療の道具であるかのように扱われがちであり、大変由々しき問題である。

どのくらい家族の力がすごいのか、この領域の第一人者である精神科医ファルーンらの研究結果を紹介しよう。これはほぼコンセンサスとなった考え方である。

統合失調症の患者の場合、まず、薬の内服が大前提であり、飲んでいれば再発は4割にまで抑えられる。そして、そこからの次の一手としては、患者個人に対するアプローチでは焼け石に水だが、本人と家族を含んでの家族療法を試みると、再発率はさらに1割にまで下がるという。

また、別の研究では、双極性障害でも、家族支援が最も再発の予防が高いというメタ解析もある。疾患が何であろうと、若年者ではまちがいなく親とのかかわりが鍵になってくる。

ただ、これは必ずしも親が悪いとか、親を責めるということではない。親子とはいえ、互いの性格や価値観が異なりすぎてわかりあえないことも、家族には往々にしてよくある。

そういうときに、家族どうしがコミュニケーション力を高め、すべてをわかりあえなくても、対話がすぐに切れないようにすることが重要である。そして、家族内で抱えている問題を、これもすべてがすぐに解決できないとしても、まずは抱えている問題として共有できるようにするというものである。

北欧では近年、統合失調症を発症したての若い患者に限っていえば、家族を中心とした徹底的な「開かれた対話（オープンダイアローグ）」を行うことによって、標準的な薬物療法よりも症状が改善し、入院期間や再発も減り、2年後の生活の質は逆に上がっていたという。

こうした驚異の報告が世界的なブームを起こしている。おまけに、医学の教科書には、「統合失調症＝薬は１００パーセント飲むべし」と書かれているが、薬は35パーセントの患者しか必要としなかったという。もちろん、すべて鵜呑み（うの）にはできないが、家族の力の大きさがわかる研究であることだけは疑う余地がない。

一方で、家族の存在は大きいが、過度の負担による心身不調、社会的孤立、機会損失のリスクにさらされている。患者の病状によっては、家族には治療への協力者・福祉的支援の提供者として、多くの役割が期待される。

わが国では、家族の負担と責任が大きいにもかかわらず、支える家族に対する配慮や心理社会的支援が十分とはいえない。その認識が低いことについては、精神科医は猛省を要する。家族もまたケアを受けるべき存在である。

このことは、わが国でもすでに精神保健福祉法に書かれており、保護者の義務軽減も努力目標として加えられている。しかし、現実には、患者家族の負担と責任は大きい。

ケースによっては、リスクマネジメントの一環として、緊急時の対応についての行政の電話相談窓口などの情報提供も望まれる。こういったサービスの多くは、法律ではなく、厚生労働省の要請や通知に基づいている。

そのため、現状では所管の地域自治体の社会資源や体制の違いにより、実際の対応が必ずしも一貫していない。24時間体制のところもあれば、行政のホームページに問い合わせの電話番号すら載せていない自治体もいくつもある。

自傷他害のおそれがある場合には、警察官への通報などを通じて、行政命令による強制的な非自発的入院（措置入院）も含めた対応をとらなければならない場合もある。

しかし、これも自治体によって格差があり、横浜市のように、措置入院だけで年間400ケース前後というところもある。これに対して、人口は多くても、件数は年に数件程度しかないところもある。これは自治体が、措置診察ができる精神保健指定医の確保が困難であるため、できればやりたくないのだ。そこで、家族の同意による医療保護入院に無理やりしている地方も少なくない。

たとえば、「岐阜新聞」によれば、横浜市の人口の約半分の岐阜県では、警察官による通報は2020年度に県内で200件あったが、このうち措置診察の実施はわずか22件だった。県の保健所が勝手に判断し、「診察不要」と前さばきしていたと報じられていた。

周囲の人間にはたまったものではない。だが、判断能力を失った患者の強制入院は、自傷や他害にいたる危険性があるわけで、「治療を受けて守られるべき患者の権利」までもが奪われることになってしまうのだ。

現在の厚生労働省の施策を眺めていると、繰り返しになるが、グループホームを建てて、可能であれば就労も支援して、とにかくあちこちに相談場所を設定して、間に合わなければ精神科救急を充実させて……という、脱入院化が骨太に見える。

もちろんこういったハード面も大事ではあるが、とくに再発予防に効果が示されている家族に対する施策といったソフト面が、がら空きのように見えてしまう。

現状の施策に決定的に欠けている家族のケア、エビデンスに基づいた家族療法のサービスについて、国内でも少しずつ広げはじめている方々はいるが、いかんせんもっと予算をつけてほしいと願うばかりである。

ヤングケアラーへの対応

さらに、ヤングケアラーにも目を配りたい。ヤングケアラーとは、「大人が担うようなケア責任を引き受け、家事や家族の世話、介護、感情面のサポートなどを行っている、18歳未満の子供」(日本ケアラー連盟)と定義されている。

全国の中高生を対象とした実態調査では、ヤングケアラーのケアを必要としている対象が親の場合、最も多い理由は「精神疾患、依存症（疑いも含む）」（61・7パーセント）という深刻なものであった。

親が精神疾患の場合、家事、幼いきょうだいの世話、家計を支えるアルバイトなども問題だが、それらを上まわって半数を超え最多だったのは、親に対する精神的サポートと報告されている。また、偏見や差別的ないじめ、遅刻・欠席や学業停滞も多く経験されている。

ヤングケアラーの大多数は、悩みを気にかけてもらい、話を聞いてほしかったと希望している半面、その多くが精神疾患へのスティグマ（差別・偏見）から、親の精神疾患を恥ととらえて隠す傾向にある。そのため、子供自身からは状況が明かされず、問題が表面化しにくい状況も報告されている。

加えて、多くの子供は、親が精神疾患であること自体を知らされておらず、どのような対処が必要かということを誰からも説明されていないのである。このような未対応のままとなっている現状は憂慮すべきである。

したがって、医療者は、ヤングケアラーの概念を十分に認識する必要がある。そして、受診患者の子供やきょうだいの状況についても把握し、子供には親の精神疾患に関する十分な配慮のもとでの情報提供が望まれる。さらに、その負担や影響が懸念される場合は、行政などに積極的に情報提供を行うことが求められる。

厚生労働省は、ヤングケアラーを「要保護児童」「要支援児童」と位置づけて、対応する旨の通知を出している。児童福祉法では、発見者は、市町村の子供家庭支援の担当部署や児童相談所、福祉事務所に相談・通告すること、と規定されている。

このように、精神科医はもはや患者のみならず、その家族への配慮まで求められ、責任をも問われる時代に入っている。求められる役割が、加速度的に肥大化しているといえよう。

第4章

教えてもらえない精神科医

精神科医の育成システムがあやしい

丸腰で〝前線〟に送られる研修医

精神科医不足は、最後には患者にしわ寄せがいく。とくに、総合病院における精神科医というのはトラブルの用心棒のような存在で、採算部門ではない。それでも精神科がないと、総合病院としてのクオリティが下がるため、赤字覚悟で置いてあるというのが実情である。医師不足の病院では、若手への指導も十分とはいかなくなる。

かつては医学部でも、精神科の授業はいちおうあったものの、誰も授業には出なかった。よほど出席確認が厳しい大学でないかぎり、関心のあるやや変わり者のひと握りの学生だけが、先生の話を聞き、あとは友人のノートを借りて直前にテスト勉強する、いわゆる「楽勝科目」であった。

医師になればさすがにきちんとした指導を受けられると思っていたが、実際は違った。私の場合、ろくな経験もなく、「じゃあ、やってみろ」と、いきなり外来を担当させられた。いまは研修医制度ができたので、こんな無茶はなくなっただろうが。

もっとも、いまでも派手なフランチャイズ化で人気の精神科クリニックでは、経営拡大に人手が追いつかない。内科や外科の医師もアルバイトで来ている。

知人の精神科医が、何も知らない外科医から、

「ねえ、死にたいって言われたら、薬は何出せばいい？」

といった質問を、治療の合間ごとに畳みかけられて驚いたという。

私の知人も、医師3カ月目から普通に外来を担当させられた。本人は、

「訓練兵を丸腰で前線に送った」

と文句を言っていた。

本当に、何も教えられずに送り出されることが昔は多かった。ただでさえ医師が少ないうえに、上司も面倒くさがって、教育どころではなかった。

他科では通常、1、2年目の若い医師というのは、まず、自分のやり方を上司にチェックしてもらう。そうしないと、怖くて何もできないからだ。他科で処置を誤ったり、病気を見落としたりすれば、即、患者の死につながる。そうなると、上級医の責任問題になるため、熱心に指導する。

だが、精神科では幸か不幸か、いきなり死ぬことはそれほど多くはない。たとえ

死んでも、多くは自殺なので、そもそも他人の人生だし、患者の自己責任だという抗弁も成り立つ。相当に問題がなければ罪は問われず、家族に文句を言われたら、親子問題のせいじゃないのと言い逃れをすれば、多くの家族は何も言えなくなる。それでもお叱りを受けることはあるが、ほんの少しの時間、殊勝にしていれば嵐は去る。

もちろん、運よく上司に恵まれ、本人がやる気があれば、みっちりと指導を受けることはできる。だが、精神科の場合、そもそも上司に教えられるほど見識と力量があるのかという問題に加え、同じ病気であっても、症状が患者によって大きく異なるという事情もある。そのため、指導されても見解が分かれがちで、素直に「はい」とならないことが多い。

先輩医師が治療に行き詰まり、追いつめられたところから、どう挽回するかといった生の場面を後輩に見せるのがいちばん実践的であり、まちがいなく多くのことが学べると思う。

だが、患者に、「ふざけるな、このヤブ医者！」などと罵倒されている姿は後輩に見られたくないわけで、おのずと指導もきれいごとを並べたレクチャー中心になってしまう。そういう意味では指導自体が難しいのも精神科であろう。

「回復は偶然」と言い放つ上司

テレビドラマなどで、医師が集まって患者の方針を意見交換するカンファレンスの場面を見たことがあるだろう。これは、精神科でも行われる。身体科は、客観的な写真やデータがあるため、基本、ごまかしが効かない。

だが、精神科では、客観的データは一部の器質性疾患以外にはないため、トラブらないかぎり、責められることはない。怒られたり無能と思われたりしたくなければ、都合の悪い情報は報告しなければいいわけで、それがまかり通ってしまうのも精神科だ。

診療場面を録音・録画しない日本では、患者とのやりとりをカルテなどの記録には残すが、批判されそうなところは書かないか、自分に都合よく書きがちだ。これは学会でも同じである。大勢の前で恥をかきかねない自身の言動は、必然的になかったことにされる。

たとえば、心理療法の発表では、飲んでいた薬の情報がまるで出てこないというのはよくある。通常はうつがあれば抗うつ薬が出されるが、薬の有無には〝1ミリ〟もふれずに、「精神分析でよくなりました」などと同僚が学会発表しているのを見ると、

「え？　ずっと抗うつ薬を出してたじゃん」

とつい吹き出してしまう。

客観的データがないと、治療法の正誤の判定も難しくなる。たとえば、自分なりに治療法を工夫して患者がよくなっても、周囲からは、「偶然だよ」「自然によくなったんだよ」と言われる。

自分ではうまくいかなかった患者を、若い医師が治すのがおもしろくないためか、

「そんな治療で、よくなるはずがない。偶然だよ」

と決めつける狭量な人もいる。

かつて、うつ病患者に抗うつ薬が効くか、病院で統計をとろうとした同僚に、私の上司は、

「人の心など数字で測れるはずがない」

と吐き捨てるように言っていた。

海外では50パーセントに効果があったと報告がありますよ、と見せても、「そもそも、やつらのうつ病の基準がおかしい。内因性ではない、そんなストレスうつには、薬は効かないんだ」

と言う一方で、自分もそういう患者に安定剤や抗うつ薬を処方するなど、言行不一致なのだが……。

未解明の部分が多い精神医療では、たしかに上司の言葉には真実も含まれている。だからといって、相手の見解を頭ごなしに否定したり、決めつけたりする姿勢は建設的ではない。

そういった、自分だけはほかの医者と違って正しい真実を知っているという精神科医の姿勢こそが、精神医療が停滞している最大の原因だと、自戒をこめてだが、私は思う。多くの人には効果がなくても、少数の患者には効果がある可能性は誰にも否定できないのだから。

このように、「精神医学」といいながらも、治療者の方針には本人の人生観が強く反映される。若い医師は若い医師なりに、ベテラン医師はベテラン医師なりに。だから、時にベテラン医師は、若い医師が新しい試みで患者を治すと、自分が学んできた努力や人生観までもが否定されたように虚しくなり、抵抗する。
精神科ほど、治療の前提となる考え方が、生きてきたジェネレーションの影響を受ける科もほかにはないかもしれない。

臨床経験が1年でも教授になれる

かつての教育システムの杜撰(ずさん)さを示す例として、こんな話がある。ある有名医大の精神科の医局での話である。

あるとき、その医局のトップにYという教授が就任した。Y教授は、

「研修医は臨床など不要だ。君たちは研究者をめざせ」

と宣言したのだ。

じつは、Y教授自身、まともな臨床経験が研修医時代の1年間しかなかった。そんな人物が医局のトップになったために、優秀な臨床医たちは医局を辞め、ほかの大学の医局にどんどん移っていった。

これだけでも異常事態だが、問題なのは、その病院には精神科の入院・外来が存在したことである。研究だけではなく、実際には研修医が経験不足のまま、見よう

見まねで診療をして、患者からお金をとっていたのだ。

臨床軽視のY教授は研修医に研究ばかりさせたため、臨床を志願する医師が減り、どこも人手不足になり、現場の医師たちが苦しむことになった。ほかの病院に異動したくてもできない。結果、そこの医大の卒業生は、われ先にとほかの大学に入局してしまうという事態に陥った。

研修医は、少なくとも当時でさえ、2年以上は臨床経験を積むのが一般的であった。ところが、Y教授は、臨床をたった1年程度やったら、あとは留学するか、実験室でネズミ相手の実験ばかりして教授になってしまった。医大で教授になれば、臨床医育成システムのトップに座ることになる。

もちろん、まともな医師もたくさんいるから、外の病院に出れば、おそらく正しい指導を受ける機会もあるだろう。

しかし、医師として、どの病院でスタートを切るかはとても大事である。どの分野でもそうだが、〝鉄は熱いうちに打て〟で、新人時代に変な指導者につくと生涯、悪癖が抜けずに苦労することになる。

ちなみに、その医局に入って3年間勤務しただけで病院を辞め、クリニックを開業した医師もいる。その話を聞いたとき、私は同僚たちと思わず顔を見合わせた。私なら、そんな医師がいるクリニックには、とてもではないが患者として行く気になれないと思ったからである。

ここまで早い開業はいまでは研修医制度でできないが、研修直後に開業という医師はそれでも増えているようである。

厚生労働省のお粗末な制度設計が国民を見殺しにする

現状は医師の絶対数が不足していることに加えて、医師偏在も問題だ。この10年で深刻なのは、とくに地方の大学病院の医局の弱体化である。じつは、中小病院や地方の病院が医師不足に陥った原因は、医師を派遣していた医局制度の崩壊が大きい。

医局とは、絶対権力者である教授を頂点とした医学部の人事組織のことである。教授は、関連病院に医師を派遣する。病院は都会にも地方にもあるので、都会勤務もあれば、地方に行かされることもある。

多くの医師が嫌がる病院にまで「医師」という人的資源を送ることで、医師はなんとか充足していた。そのかわり、大学にもどったときには、技術を学んだり学位を取得したりできた。

旧来の医局制度は、問題もあったが、いい面も多かった。医師が行きたがらない病院でも、教授の「2年がまんして行ってきてくれ」といったひと言で、地域医療は崩壊せずにきたのだ。

個々人の事情もふまえながら、教授は人事権を発揮していた。ただ、かつての「白い巨塔」のような絶大な権力は、いまの教授にはもうない。とくに地方では、若い医師が言うことを聞かなくなり、気に入らないと途中で辞められるとか、そもそも新人が入らないところまで事態は悪化しており、医局の医師派遣能力は地に落ちた。

地方大学では、出身大学の医局には3割程度しか残らず、ほかは都会の病院での研修を希望する。もともと、1県1医大構想といって、全国に医師が行き渡るようにつくったシステムを、厚生労働省みずからが骨抜きにしたのである。

医局の力が落ちた最大の理由は、2004年からの新医師臨床研修制度にある。それまでの医師の卒後研修制度はかなりいいかげんであった。2年以上の臨床研修は努力規定として定められてはいたが、ほとんど守られず、医師が足りないところに即戦力として動員されていた。

昼は安月給でこき使われ、夜は外の病院でズブの素人同然の力量でアルバイト当直に携わっていた。こんな危うい状況を改善するという名目で、新研修制度ができ、2年間の研修義務化と、適切な給料が支払われてアルバイトも禁止となった。

だが、これは医局にとっては大打撃だった。それまで研修医は、卒業と同時に出身大学の医局に入ってきていたのが、新制度ではそれがなくなり、医局に入るのは医師3年目以降となり、出身大学以外の医局に入ることも一般的になった。それどころか、独自のプログラムを多くの市中病院がつくりはじめ、医局に入らなくても医師として働くことが可能になったのだ。

卒後研修を終えても、若手医師の多くは田舎にもどらず、都会の市中病院や大所帯の大学病院で働くケースが多くなった。そのため、僻地の病院には頼まれても派遣できる医師がいなくなり、地域医療が空洞化している。

この制度が始まった裏の事情には、人事権を笠に、お上のいうことを聞かない医師に対して行政側が不満を感じていたということがある。そこで、それを行政の手中に取り戻して、生意気な医師を従わせたかったのだ。

公立病院の経営母体である自治体は、最大の経営リソースである「医師」の確保が医局しだいのため、経営方針までもが教授の意向に左右されるという構造に不快を感じていた。

厚生労働省も、お上に従わない生意気な医師をなんとかコントロールしようと、名門大学の教授になり損ねた医師や、医局制度の崩壊にモチベーションの高い医師たちと結託して、現在の制度を生み出した。

しかし、結果的には医師の供給システムが絶たれ、厚生労働省は制度設計の失敗から国民を見殺しにしかねない事態を招いたのである。

医療費削減をめざして遮二無二突っ走る厚生労働省

もっとも、復活の兆しも見えている。これは2018年度に発動した新専門医制度だ。通常、研修医が終わると専門医取得に向けて進む際に、現状は各学会が勝手に専門医制度を乱立したせいで、専門医はなんと100種類以上に膨れ上がってしまい、質も玉石混交になっている。

過渡期の精神科専門医などは、出せば誰でも通るような症例レポート提出と面接で、相当の変人でもないかぎり全員合格した。運転免許試験よりも簡単であった。また、専門医登録や更新に絡めて、学会には多額の上納金が入ることになる。

そうしたなか、そんな粗製乱造で「専門医の質の担保が保証されるのか」という議論が上がり、「専門医の質を高め、良質な医療が提供されること」を目的とし、2018年から新専門医制度が始まった。

今度は学会ではなく、第三者機関である日本専門医機構によってプログラムが一律に運用されることになり、専門医資格の認定基準が統一された。専門医取得の基準も厳しくなり、基準を満たす病院は全国の大学病院と一部の大病院だけとなった。医局には、再度、入局者が増える兆しが出てきた。

このドタバタ騒ぎの裏で、厚生労働省は専門医制度を医師の職能団体である学会から奪い取ることに成功し、加えて上納金まで掠め取ることで、目障りであった医師の支配権を強めることに成功した。

さらに、この騒ぎを通じて、日本専門医機構という太い天下り組織が一つ確保された。どさくさに紛れて、厚生労働省はマッチポンプで漁夫の利を得たのだ。

ここで、新たな事態が懸念されている。それは、「医師の働き方改革」と呼ばれるものだ。ご存じのように、長時間労働の解消など勤務環境を改善する働き方改革関連法が２０１９年より施行され、すでに多方面で変革が起こっている。

ブラックな労働環境が常態化していた医師の勤務環境を、いきなり変革すると混乱を生じるという理由で、５年間の猶予が与えられ、２０２４年から施行されることとなった。

その中心が、２０２４年に開始される「労働時間の上限規制」である。病院勤務の医師は、昼夜関係なく呼び出しがあり、勤務時間がかなり不規則であった。患者の容態によっては残業も重なり、医師自身の健康が心配された。

そのため、国民の健康を支える大切な〝お医者さま〟の健康を守るという名目で、「時間外労働時間の上限規制」が徹底的に管理されることになる。これに違反すれば、6カ月以下の懲役や30万円以下の罰金という労働基準法違反で罰則も科される。

その結果、副業のアルバイトも大きく制限されることになる。現在、非常勤に支えられている地域医療機関は、医師の雇用を絶たれ、医療崩壊のおそれが高まっている。

２０１９年、日本病院会会員の６割の病院長が、「医師の働き方改革によって地域医療の崩壊を招く」とアンケートに回答するなど、すでに各方面から危惧する声が上がっている。

私は、厚生労働省の役人が、急に「お医者さまの健康」を本気で心配してくださっているとはとうてい信じられない。半分冗談だが、医師が過労で倒れたほうが医療費が下がると喜んでいるのではないかくらいに懐疑的である。

医師が非常勤で充足されなくなることで、中小の地方病院をつぶして地域の中核的な基幹病院に集約化することにより、医療の効率的な運営実現を画策しているのではないだろうか。

しかも、それを集約化してほしいという声が、国民の側からボトムアップで上がるように兵糧攻めを始めているのではないかと疑っている。そうなれば、患者は毎回、いちいち遠くの大病院に通院・入院しなければならず不便だが、全体の医療費は大きく削減可能である。不便だが、誰も「医者の健康」という錦の御旗には逆らえない。

そして、厚生労働省よりさらに上のレベルで、一歩も二歩も踏み込んだねらいがあるとも聞く。こうした施策で地方医療を崩壊させ、医療費の削減をはかるといったちんけな話ではなく、その先には基礎自治体（市・町・村・特別区）そのものを崩壊させるという、壮大な国のビジョンがあるというのだ。

ふりかえれば、議員数の削減や、サービスの共有化といった行政の効率化をめざし、地方交付税の減額をも視野に入れた、「平成の市町村合併」が事実上の大失敗に終わったことは記憶に新しい。地域には文化・伝統があり、地理的条件だけではうまい合併などできず、中途半端な市町村合併は自治体間の格差を広げてしまった。

お上の旗振りに、〝わがままな下々（しもじも）〟はいうことを聞かないという反省の下、今度は「医療崩壊」という兵糧攻めを通じて、結果的に病院だけではなく、地方の基礎自治体までをも崩壊させようという壮大なねらいがあるという。

たしかに、いまでも子供たちがみな都会に出てしまい、田舎の老親が本格的な医療・介護が必要となって、自立生活も困難になったとき、都会の子供の近くに呼び寄せて同居したり、近隣の福祉施設を利用したりせざるをえなくなっている。

医師の健康を守るという名目で医療崩壊を促進させ、医療がなければ存続できない地域を崩壊し、地域集約を加速させる言語道断な企みには、大いに注視する必要がある。

第5章
精神科の診断はあてにならない⁉

100人の精神科医がいれば、診断も100通りある

東京・埼玉連続幼女誘拐殺人事件を覚えておられるだろうか。当時、26歳だった青年が4人の幼女を次々と誘拐し殺害した、いわゆる「宮崎勤事件」である。

2008年に死刑が執行された宮崎被告に対し、最初の精神科医による簡易鑑定では人格障害、その後、9名の精神医学の専門家による三つの精神鑑定の結果、統合失調症、人格障害、多重人格と、あまりにバラバラな、三者三様の診断が下された。

しかも、そのうちの3人は、日本の権威といわれる医師たちだった。驚くべきことに、「二人の精神科医による診断が一致するのは、偶然にすぎない」という研究結果が、欧米では発表されている。

精神疾患では、健康か病気かの「境目」について、しばしば議論される。だが、すでにふれたように、大半の精神疾患では、病気になったことがはっきりと目に見える生物学的に確実なマーカー（指標）は存在しない。

それゆえ、精神科医が恣意的に病名をつけてしまうこともできる。もちろん、躁状態や強迫性障害（過度な潔癖から何度も手を洗う、外出時に鍵やガスの元栓などが気になって学校や職場に遅刻してしまうなどが代表的な症状）のようなわかりやすい異常行動から満場一致で病名がつくものもあるが、そうでなければ、健康か病気かの境目をつけることは難しいことが多々ある。

「グレーゾーン」という言葉は、近年、精神疾患の議論にも頻繁に登場する。かつて、うつ病は、ストレスなどの影響を受けずに発症する生物学的要因の大きい「内因性うつ病」と、環境や出来事といったストレスの影響を受けて発症する「心因性（神経症性）うつ病」の二つに大別されると考えられていた。

しかし、その後、両者にはっきりとした境目はなく、むしろ連続的であることが指摘されるようになった。なかでも有名なのが、1978年、アメリカのアキスカルが発表した研究である。

それによると、「ストレス性うつ」と診断された人のうち、36パーセントがわずか3、4年後には「内因性うつ病」に、21パーセントが幻覚や妄想が見られる「精神病」状態に、18パーセントが「双極性障害」に覆ったという。これら三つは、遺伝的なかかわりが大きいと考えられていた内因性精神疾患だが、アキスカルはその発症や再発にすらストレスが強くかかわっていると発表したのだ。

また、うつ病で症状が軽いときは、ストレスと気分の落ち込みというのは密接に関係している。たとえば、失恋して落ち込んだり、離婚やリストラが原因でうつ状態になったりするのがそれに当たる。

ところが、近年、うつ病の発症（または再発）を繰り返すたびに、ストレスと落ち込みの因果関係の強さが失われていくことがわかった。つまり、最後には、枯れている花を見ただけでも死にたくなったりする（これを「キンドリング現象」という）。

きっかけがなくても、うつ病を発症するということは、そもそもストレスが原因ではないのではないかという考えも成り立つ。つまり、内因性とストレス性（心因性）という別々の二つのタイプがあるように見えるうつ病は、しょせん、うつ病という一つの病気のどの時期（フェーズ）を見ているかの違いに起因しているだけなのではないかというのである。

わかりやすくいえば、うちの池にはオタマジャクシとカエルという2種類の別の生物が存在し、その見極めこそがプロ学者と威張っていたのが、手足の生えたオタマジャクシが見つかり、混乱する。結局、全部同じ1種類のカエルの成長段階を見ているだけの違いだったというようなお粗末な議論が、壮大に行われていたのだ。

現在は、純粋にストレスのせいで生じているうつ状態のとくに初期には、「適応障害」という病名がつけられることが多いが、この病名も医師の主観がかなり入るあやしげな病名なのである。

実際、アカデミックな病名と思われがちだが、じつは、がんなど、体の病気を発症して入院したような一部の患者に対する研究はたしかになされているが、それ以外についてはほとんど裏づけとなる研究がなされていない。

いまでこそ、うつ病という病名が市民権を得た。だが、かつての日本ではうつ病の患者に対して、患者が精神病扱いされたくないからという理由で、自律神経失調症という微妙な病名でお茶を濁していた時代があった。

アメリカでも、「適応障害」というあまり重症感のない病名は、患者側の希望から多く乱用されたという報告もあるようだ。適応障害は、のちに病名が覆ることがどの精神疾患よりも多いものの一つである。

なぜ、多くの精神科医が、内因性か心因性といった病名にこだわったかというと、うつ病のフェーズの進んだ後半側（いわゆる内因性の状態）に病状が進めば進むほど、異常性の度合いが強くなるからだ。

その結果、古典的なうつ病に近い症状が目立つようになれば、診断も簡単だし、抗うつ薬や電気痙攣（けいれん）療法といった生物学的治療への反応もよいことが多い。そのため、治療する側も、薬だけ出していれば多くの患者が反応してよくなるというテンプレ治療が通じて楽なのである。

それに対して、うつ病フェーズの前半側の時期の病状は多彩なので、薬だけ飲んでいれば治るというようにひと筋縄ではいかない。正常に近い、つまりパーソナリティなどの本来の個性や各々の価値観が多面的に反映し、健康な部分がまだ色濃く残っているせいで症状の表れ方も一貫せず、恋愛、仕事、家族といった心理社会的側面に配慮した、薬以外の治療が求められる。

ただ、こちらについては、狭い世界で勉強ばかりしてきた世間知らずが大半の精神科医にとっては、人さまを支援できるほどよくわかっていない苦手領域である。だから、「そんなのは医者の仕事じゃない」と、ゼロ回答をしてくる精神科医も少なくない。薬の効果が期待できる重症の部分は病気として認めるが、軽症で非薬物療法が問われる苦手なところは「病気じゃない」と切り捨てることで、医師の面目は保たれるというわけだ。

でも、これではまるで、糖尿病の高血糖の薬物治療はするが、面倒な肥満の指導はしないという内科医と一緒で、バランスに欠けている。

すべては神経ネットワークがバグった異常

たしかに、精神科医が人の精神面をマイナスからゼロに近づけられても、ゼロをプラスにするのはとても難しい。ゼロをプラスにするというのは、どうしたら「幸せ」になれるかという領域に入ってくる。

当然、価値観や生き方によって「幸せ」など多種多様で、精神科医ごときにアドバイスなどできるわけがないからである。

さらにいえば、精神疾患には、うつ病をはじめ、双極性障害、不安症（障害）、依存症、摂食障害、自律神経失調症と、病名はいろいろあるものの、根っこにあるものは結局同じではないだろうかという考え方も出てきている（これを、「ファイナル・コモン・パスウェイ〈共通の機序〉仮説」と呼ぶ）。

つまり、起こっていることはすべて神経ネットワークがバグった異常であって、たまたま表現型（フェノタイプ）としてうつ病というかたちで体質的に症状が表れやすい人は、うつ病という病名がつくだけである。表現型として強い不安が体質的に出やすい人は、不安症という診断がなされる。

また、子供の反社会的な行動面での問題がメインの症状であれば素行症などという病名がつくし、酒量のコントロールができなくなる制御障害があればアルコール依存症、頭痛やめまい、肩こりなどの症状が体に出て、原因がよくわからないという患者には、身体表現性障害（身体症状症）や自律神経失調症という診断がつく。

つまり、表現型が違うだけで、中身は五十歩百歩だというのである。だから、たとえば、神経ネットワーク上のアンバランスを整える抗うつ薬のような薬は、うつ病には効果があることは周知のとおりだが、不安症にも、慢性の痛みや自律神経失調症にも効果がある。

さらには、アルコール依存症の飲酒衝動や、過食すら緩和させる効果が示されている。うつがあっても、なくてもである。

その証拠に、うつ病と不安症というのは6～7割の患者が併発することがわかっているし、アルコール依存症や過食症などの依存症では、患者の約50パーセントがうつ病を合併する。逆に、うつ病とはいっても、憂鬱さのないうつ病患者が半分もいるという報告もあり、うつ病の最多の訴えは身体的な愁訴という報告もある。

ただ、身体的な愁訴は、私は頭痛、あなたはめまいや肩こりなどのように、多種多様で個人差が大きい。

実際、過労による自殺の5割以上は、自殺する1カ月前に、メンタルではなく体の変調を主訴にかかりつけ身体科を受診しているという。心と体が不可分なネットワーク上で、相互作用を生じていることが裏づけられる。

原因遺伝子が見つかっている精神科の病気はない

現在の国際標準的な診断基準である「DSM-5」（「精神疾患の診断・統計マニュアル」第5版）や「ICD-11」（「国際疾病分類」第11版）は、あくまでも診断の根拠は外から観察される表面の症状の「ある」「なし」のチェックリスト方式で決めているが、そもそもそんな疾患が本当にあるのかさえ、本当のところは誰も自信をもっていえない。

現に、精神疾患の代表格である統合失調症でさえ、本当は複数の「統合失調らしき疾患」の集まりではないかという議論さえあるほどである。それとは逆に、研究領域では統合失調症も双極性障害も、「サイコーシス（精神病性障害）」として一緒くたにしている現実もある。

素人が聞いても、統合失調症と双極性障害を同じにするのはどうかと思われるだろう。建前は「似ているから」というものだが、とくに遺伝子研究の専門家の本音では、数を集めないと、どの遺伝子が精神疾患と関係があるかという統計的に意味のある結果が出ない。だから、無理やり数を増やすために、このガラガラポンをやってしまったという批判もあるほどである。

結果、昔は精神疾患に関連性のありそうな遺伝子が見つからずに困惑していたのが、こういった小細工の積み重ねをしたため、いまはその候補が増えすぎて収拾がつかなくなっているという笑い話もある。アメリカのロバート・プロミンという遺伝学の権威は、堂々と論文でこう書いている。

「あらゆる精神疾患において、その原因遺伝子は見つかっていない」と。

精神科の病気で、単一の原因遺伝子が見つかっている病気など一つもないのである。唯一、わかっていることは、「酒の飲めない人はアルコール依存症にはならない」ということである。これは、権威ある国の研究機関がアルコール依存症の患者をたくさん集め、膨大な時間と研究費をかけて研究した末に出された結論である。アルコールを分解する酵素の遺伝子がない人は、この病気にはならない。つまり、「酒の飲めない人はアルコール依存症にはならず、たくさん飲める体質の人は依存症になりやすい」というのだが、そんなことは初めからわかりきっていると思うのだが……。

こんな研究結果を引用しながら、「アルコール依存症、お酒のたくさん飲める体質の人は気をつけましょう」などと当たり前のことを、ありがたがられながら世間様に聞いてもらえるのも、精神疾患にはそれだけ未解明な部分が多いということなのかもしれない。

時代とともに複雑化するうつ病

発症年齢が若く、とくに女性に多いうつ病に、過食が目立つものがある。拒食ではなく、食べすぎてしまうのだ。この症状の場合、「見捨てられたらどうしよう」「相手に嫌われたくない」といった対人過敏と呼ばれる不安が強く、誰かに嫌われたと思うと、情緒的に混乱したり落ち込んだりする。そして、ストレス食いのような過食や、なかには死にたくなったり自傷に及んだりする人もいる。

楽しいときは普通に楽しめるものの、そうでないときや都合の悪いときには気分がガクンと落ち込むため、「わがままうつ」「会社うつ（会社に行くときだけうつになる）」などと揶揄（やゆ）する精神科医もいるほどである。そのほか、昼間から眠気や倦怠（けんたい）感に襲われ寝てしまい（過眠）、なかには体が鉛のように重くなると訴える患者もいるほどだ。

本来、うつ病といえば、いいことがあっても明るい気分にはなれず、一貫して抑うつ気分が続くものとされていた。食欲が落ち、眠れなくなり、他人の顔色をうかがうよりも自分の苦悩で頭がいっぱいになると考えられていた。

ところが、「午前中は調子が悪く、午後はよくなってくる日内変動をともなう」はずなのが、環境の良し悪しで気力がアップダウンし、過食や過眠、対人過敏など、これまでのうつ病とは真逆の症状が表れるのだ。そのため、こんなものはうつ病ではないと否定されてきた。

しかし、これらはじつは近年、「非定型うつ病」と呼ばれる新しいタイプのうつ病群と考えられている。それどころか、精神科医が「うつ病」と診断した患者であっても、よく調べると22・5パーセントは「非定型」の特徴をもち、77・1パーセントは気分反応性（よいことがあればうれしくなり、つらいことがあれば悲しくなる精神症状）が存在するというのだ。

拒絶への過敏性も、非定型うつ病では75・4パーセントに認められるものの、うつ病全体でも40・9パーセントに認められるという報告もあり、こうなると何が定型で何が非定型かという議論も収拾がつかなくなってしまう。

このタイプのうつ病では、SSRI（選択的セロトニン再取り込み阻害薬）といった標準的に使われる抗うつ薬が効くのは約半分程度の確率といわれているが、アメリカでは、MAO阻害薬（日本ではうつ病には未承認）を使うことで、6～8割くらいの患者で症状が改善すると報告されている。

そのため、たんなるわがままではなく、やはり生物学的にも原因がある（つまり内因性うつ病の一つとして）と考えられている。

現在は、こういった新しいタイプの「うつ病もどき」が増えていると指摘されて、メディアなどでは「新型うつ病」といった言葉も造語されている。

学会でも、近年は昔のような重症感あふれる本格的な「ザ・うつ病」(現在はメランコリー型特徴をともなううつ病と呼ばれる)は減り、かわって「わがままうつ」や「会社うつ」のような、軽症のよくわからない(昔のような重症っぽいうつ病症状を訴えない)患者が増えてきたと議論になっている。

これは、重症の患者数が減ったのか、たんに軽症の患者が増えたのか、あるいは単純に精神医療のハードルが下がって、精神医療利用者が増えただけかもしれない。だが、多くの医師が口をそろえることでもわかるように、時代の流れとともにうつ病の質が変化してきているとの指摘は多い。

そもそも、日本の精神医学は、重症感あふれるクラシックな精神障害のための医学としてスタートしていて、厚生労働省もその立場をとっていた。それが近年、軽症うつが増えてきたことで、少なくとも治療に関する国民のニーズのマジョリティは、そちらに移ってきている。

これは海外でも同じ議論があるようである。そうした変化が起こってきた理由の一つとして指摘されているのが、時代や環境変化にともなう日本人の気質の変化である。

うつ病の3割は双極性障害の誤診!?

かつての日本人は自己を押し殺すことが尊ばれたが、現代の若者世代は、自分らしく生きることはすばらしいことだ、個性を大切にして自己主張するのがよいこと、と教育されている。

この世代には、精神的に余裕がなくなったときに、セルフコントロールが苦手でがまんがきかないタイプが明らかに増えたように思う。不平不満を隠すことなく、イライラしたり怒鳴ったりする、感情をあらわにし、また行動もかつてはなかったような、よりあけすけなものが増える傾向にもある。

精神症状は、基盤となる遺伝的な要因に、環境的な影響、それは生い立ちや養育体験はもちろんだが、文化社会的な背景や慣習の違いが症状の表現型にも影響を与えることが知られている。

たとえば、生物学的には同じ恐怖や不安を感じる脳内回路のバグがあっても、欧米では社交場面で恐怖を感じる社交不安症（社会不安障害）と呼ばれている病気がある。それに対して、日本では、似てはいるが文化の影響で、病態を異とする対人恐怖が多いと、かつては学術的にも報告されたほどである。

同じことが、うつ病などにも当てはまるのかもしれない。実際には、現在は非定型が増えているならば、逆に、いわゆるメランコリック型の特徴をともなうような典型的なうつ病こそ、「非定型うつ病」などと呼ばれる日も遠くないのかもしれない。

さらに、現代のうつ病を複雑にしつつあるもう一つの要因が、双極性障害に関する理解の深まりである。じつは、なかなか治らない治療抵抗性の〝うつ病〟の3割は、双極性障害をうつ病と誤診していることによるものだという研究があることをご存じだろうか。

うつ病と双極性障害は似て非なるものであり、その治療もうつ病の治療で主役である抗うつ薬は、双極性障害が短期的には一瞬改善したように見えても、その後、テンションが上がる躁状態や、さらに先の長いうつ状態という沼に落とす。抗うつ薬は逆効果で、多くのガイドラインで使うことを禁止しているほど危険をともなう。

そのため、双極性障害の主剤は、気分を上げる片道切符的な抗うつ薬ではなく、気分のアップダウンをフラットにする気分調整薬であり、原則的には抗うつ薬を使わない。双極性障害の3分の2はうつ状態で発症し、躁状態よりうつ状態の期間のほうが圧倒的に長い。医療機関を受診しても、ただのうつ病と診断されがちである。

とくに2型は、1型よりも躁状態は軽度である。しかし、軽そうであるがゆえに、「元気になった」「うつがよくなった」と判断されがちだが、調子がよいのは一時的で、2型は適切な治療をしないと人生の約半分をうつ状態で過ごしかねない。

実際、初診でうつ病と診断される患者のうちでも、その1割は双極性障害だという報告もある。

双極性障害の治療の難しさ

人生の半分をうつで過ごすだけでもつらいが、それだけではない。見落としの多い、いわゆる「隠れ双極性障害」のようなケースでは、適切な治療にたどり着きにくいのである。

ちなみに、「躁」というのは、楽しそうでハイテンションというイメージが強いかもしれないが、なかには怒りっぽくてイライラする状態が何日も持続するケースもあり、これも躁状態と呼ぶ。たとえばほかには、大声を出す、早口でしゃべる、散財、自信過剰、万能感、服装や化粧が派手、怒りっぽい、異性関係にだらしがない、電話をかけまくる、寝ないで精力的……などがあげられる。

うつ病だけでは、こういった症状は認めづらく、症状の一部でも過去に出現した時期があったなら、双極性障害の可能性も疑われる。ただ、やっかいなことに、医師がうつ病だと診断して抗うつ薬を使うと、躁が出現する「躁転」になる危険性があり、場合によっては双極性障害を治りにくくしてしまうことが指摘されている。

また、不安定な状態で受診すると、衝動性が高く、情緒不安定が目立つことから、パーソナリティ障害やADHDと誤解されやすい。さらに、アルコールなどの依存症に陥りやすいため、依存症ばかりに重きを置かれるケースも珍しくない。

双極性障害は、まったく別物の精神疾患と思われているパニック障害、広場恐怖症、社交不安症、強迫性障害といった不安障害圏や、摂食障害といった疾患との合併率が高く、どうやら遺伝子的にも関連があることが研究で指摘されてきている。

そして、これらが合併すると、たとえば強迫性障害などにとても効果的なSSRIのような抗うつ薬を使うと、強迫は改善するが、逆に躁状態が出現し、SSRIを減らすと、今度は強迫が悪化するというジレンマが生じて、しばしば精神科医は悩まされる。

さらにいうならば、既述の非定型うつ病は、抗うつ薬の治療効果が得られにくく慢性化しやすいが、どうやら非定型うつ病の75・7パーセントが双極性障害2型という報告や、78パーセントが完全な双極性障害ではないが、双極性寄りの病態をもつ双極スペクトラムであるという報告がなされている。

そもそも、うつ病は非定型かどうかにかかわらず、軽ければ気分の反応性は保たれ、重ければ気分の反応性が失われるという報告もある。うつ病は軽いほど抗うつ薬の反応性が落ちることからも、従来型のSSRIなどは、非定型うつ病に効果が期待できないという現象とも合致する。

意地でも抗うつ薬を出さずに患者を飼い殺す医師

大学病院レベルだと医師の新陳代謝が進み、この20年でだいぶ変革が起こっている。とはいえ、日本では、古い考え方にのっとって診療している精神科医がまだまだ多い。

中高年以上の医師のなかには、診断の話になるとスイッチが入ったように内因性と心因性の違いにこだわる人が少なくない。いや、対立軸の名前が変わるだけで、「うつ病」対「適応障害」という分け方に執着するという意味では、かたちは違って見えても、若い精神科医でもかなりこだわる先生が多いといえるかもしれない。

かつて私が若いころ、25、26歳の女性が、自分はうつ病かもしれないと病院に来た。担当したのは、当時50代の医長である。

その女性は、会社で仕事をしているときには、うつ（落ち込み）がひどいものの、自宅で生活しているときには、うつの症状はそこまでひどくは出ない、いわゆる非定型うつであるように私には思えた。

この患者について、医長は私たちにこう言った。

「これはまちがいなく心因反応だよ。DSMやICD（疾病及び関連保健問題の国際統計分類）もいいんだけどさ。クレペリンやシュナイダーの本をもっと読んで、勉強しないとね」

補足すると、日本の精神病理学はドイツを中心としたものがもともとの規範であり、日本はその伝統を「ドイツ精神医学」などと称して引き継いできた。まだ私の若いころには、DSMみたいな軽薄な診断基準は信用されず、「伝統的精神病理学こそ若い医師は学びなさい」と年長の先生に教えられたものだ。

これについては、当時、ドイツに留学経験がある日本人精神科医と話したことがある。その先生は、留学中に周囲のドイツ人精神科医たちに、

「みなさんは、クレペリンやシュナイダーの精神医学を信奉しているのですか？」

と聞いたらしいが、

「いまの医師はDSMだよ」

と、あっさり答えられたという。

日本の年配の医師たちのなかには、そんなドイツ精神医学をいまだに崇拝し、丁寧に実践しようとしている人もいる。何十年も前に学んだことを若い世代に教え、しかもそれが、日本では教科書のほとんどにいまだに書かれている。本家本元が手放しつつあるものを、分家が頑なに守っているというのは、なんとも皮肉な話である。

こうした精神病理学は、先達の精緻な観察のもとに生まれた、非常に示唆に富んだものであり、現代の精神医学に脈々と受け継がれており、いまでも精神医学の洞

察を深めるための道標になることは認める。だが、それを現在の臨床でそのまま当てはめようとすると、矛盾が起こってくる。

その医長は、先ほどの女性患者を、

「これはうつ病などではなくて、心因反応だから、薬は効かないよ」

と診断した。そして、抗うつ薬ではなく精神安定剤を処方した。

「お前は母親を精神病扱いするのか」

私は、つらいうつ症状が一定程度あれば、抗うつ薬を原則的には処方していた。もちろん、処方した全員に抗うつ薬が著効したとはいわないが、医長の診断と薬の反応にも相関はないように感じており、冷ややかに見ていた。そんな私に嫌味を言いながら、その医長はひたすらベンゾジアゼピンの安定剤を、適応障害や心因反応と診断した患者にのべつまくなしに出しまくっていた。

血気盛んな私は、そんな病理かぶれの医長に、

「ドイツ精神医学の教科書には、そんなにベンゾジアゼピン漬けにしろと書いてあるの？」

と皮肉に思っていたくらいである。

同じような話はほかにもある。これは、私の友人の精神科医の話である。彼の母親が60代の後半に差しかかったころ、日中の眠気を訴えて、1日中起きようにも起きられなくなった。ほかにも、めまいや足のしびれ、食欲不振などの症状は強いものの、大学病院で検査しても体に異常はなかった。

ここで、やはり精神科医である彼の父親が登場する。父親は、まさにドイツ精神医学を信奉する伝統重視のタイプの医師だった。苦しむ妻に対し、精神科医である夫が何をしたかというと、やはり精神安定剤を出した。だが、症状は改善しなかった。

やせ細った母親の姿を見るに見かねた友人の医師が言った。

「抗うつ薬を使ってあげたら」

ところが、父親は、

「これは本物のうつ病じゃない。自律神経失調症だから、抗うつ薬が効くわけがない。お前は母親を精神病扱いするのか！」

と怒った。それに対して友人はすかさず、

「そもそも、本物のうつ病かどうかなんて意味がない」

と反論した。

結局、母親は、息子の言うことを信じて抗うつ薬を飲んだ。すると、数日後に症状がきれいに消えたのだ。父親は、

「薬じゃない。自然によくなったんだ」

と言い、

「息子が出した薬だから、プラセボ効果で効いたのか？」

と笑って言ったという。

こんなことが精神医療の現場で日常的に行われているとすれば、笑いごとではすまされない。

古典的うつ病の症状が表れる患者は、ある意味では不幸中の幸いといえる。なぜなら、どんなヤブ医者でも、たいていは抗うつ薬を処方してくれるからである。それに対して、適応障害やストレス反応性、非定型うつ病のようなわかりづらい症状を呈する患者は、本当に気の毒である。

たとえば、アンヘドニア（無快楽症）という精神障害がある。喜びや楽しさ、達成

感といったプラスの感情を感じる力が麻痺するという、うつ病の重要な症状である。専門の精神科医でも、ついつい「憂鬱さなどマイナスの感情がないから、うつ病ではありません」と堂々と口にすることがあるが、大きなまちがいである。

「専門医制度」によりようやく進歩しはじめたが……

近年、日本の精神医療は、専門医制度に基づいた研修医制度ができつつある。

2006年度から、「専門医制度」の認定が始まったが、このころは過渡期で、レポート3症例の適当な作文と簡単な面接で申請者はほぼ通っていた。

当時、落とされた精神科医の一人は、「いつ何時でも、絶対に薬を使わない」と言い張っていたそうだと、風の便りで聞いたことがある。

そんな時代に通った専門医証を神々しく飾り、「専門医でございます」と偉そうにしているのが、現在、中堅以上の世代の精神科専門医の実態である。

こんな過渡期特別措置を通じて誕生した〝なんちゃって専門医〟は、現在、9748人いる。

その後は急にまじめに試験をやりだし、とくに現在はかなり難しくなった。それまでほぼ100パーセント近く通っていたのが、試験が始まった翌年からは合格率が6割になったのだから、受験生もかわいそうだ。

まともな試験で通った専門医は、2021年度までで3448人といわれているので、いま、ふらっとみなさんの目の前に立っている精神科専門医が「下駄を履かせられた」可能性は、4人に3人であると覚えておきたい。

さらに微妙なのが、専門医を育てる指導医資格だ。専門医試験に合格し、5年以上の精神科臨床経験があれば、申請するだけで簡単に更新できる。とくに、これもまたいまは過渡期で、1回講習を受ければ更新されるという気軽さがある。

過渡期に専門医になって、専門知識もないような精神科医が同じく過渡期に指導医資格を取り、若い専門医を大量生産しているという構造は当面、変わらない。要は、精神科に限っては、専門医という資格を鵜呑みにすべきではない。

それに対して、非常に取るのが大変なのが、「精神保健指定医」という資格である。この資格を有する精神科医は、判断能力に欠けていたり、自傷他害のおそれがあったりする患者を、強制入院（非自発的入院）させることができる。いうならば、「人権を守る最後の砦」である。

ところで、この精神保健指定医は、初診における保険点数も高く設定されている。本来なら、技術料の差を反映するのであれば、専門医の有無で反映すべきである。しかし、専門医ではなく、精神保健指定医という資格でどうして診療報酬が高くなるのか、まことにもって不可思議な話である。

厚生労働省としては、精神科のいまの専門医制度には技術的なメリットなどなく、保険点数上の価値もないと見なしているのである。

専門医の更新も、現状は基本的に、学会参加というスタンプラリーで、一定程度、ポイントがたまれば条件は満たされる。

精神保健指定医をめぐる大スキャンダル

この精神保健指定医制度でも、精神科医は非常にスキャンダラスな事件を起こしている。100年ほど前、日本では私宅監置といい、精神障害者は地下など家の一角に監禁されていた。その後も、非人道的な人権侵害が行われていたことへの反省として、精神保健指定医ができたという歴史的な流れがある。

だからこそ、それに見合う強い人権意識と倫理観、そして高度な知識と技術が求められる。それだけに、この資格の取得は大変である。症例についての精神保健指定医レポートを提出して認められなければならないが、「てにをは」から法律の文言まで一つもミスは許されず、正確な記載が求められる。

そのため、申請しようとする精神科医は、上級医のみならず、複数名の熟練の指導医による何重ものチェックを受けて、文章を磨きに磨きあげ、洗練されたかたちで提出しなければならない。他人の人権を侵害するのだから、厳しくて当然である。

しかし、あろうことかこの精神保健指定医レポートを捏造し、資格を不正取得するという前代未聞のスキャンダルが起こった。大学病院の精神科医が、集団でコピー・アンド・ペーストしていたのだ。

事件は２０１５年４月に発覚した。神奈川県の聖マリアンナ医科大学病院で、23人もの精神科医が精神保健指定医レポートの使い回しを行い、それを見逃していたとして、精神保健指定医を取り消されたのである。

どう考えても組織的なやり方といわざるをえないが、病院側は、「組織的な行為ではなかった」と弁明している。

事を重く見た厚生労働省は、不正取得に端を発した全国調査で、２００９年１月から2015年7月までの申請者3377人のケースレポート約3万件をデータベース化し、重複する症例を洗い出すなどの調査を実施した。

結局、2015年8月、98人から弁明を聞く聴聞を実施し、2016年10月、不正があったと認定された89人（実際にコピー・アンド・ペーストした指定医申請者49人と、その上司で指導にあたっていた指導医40人）が精神保健指定医資格の取り消し処分（残る12人は辞退か、取得前に申請却下）となり、全員が戒告か、業務停止1カ月または2カ月の行政処分を受けるという事態になった。京都府立医科大学附属病院では、責任者である精神科主任教授も精神保健指定医の取り消し対象となっていた。

これは、世界的にインパクトが強い事件であった。なぜなら、日本は世界に名だたる「強制入院大国」という汚名を着せられていたからである。障害者権利条約をめぐり、日本政府に、精神科への強制入院廃止を含む政策改善の国連勧告が行われたばかりであった。

2018年、10代のときに統合失調症を発症し、望んだわけではないのに、40年間も精神科病院に入院していた63歳の男性が報道され話題になった。

このように、患者の人権が重視されていないわが国の実情を鑑みるに、強制入院を判断する資格が「コピペと症例の捏造」などで認定されるということがあってはならないのである。

成長過程にある学問だからこそ新しい知識を謙虚に身につける

指定医にしても専門医にしても、これが治療の腕を示すものではない。言い換えれば、精神科医としての最低限の身分証明に近いものである。

ただ、もっと怖いのは、不十分ではあってもシステムが整いつつある精神科医以上に、十分な教育を受けることなく、自己流で〝にわか心療内科医〟を名乗り、メンタルに手を出すような医師であるかもしれない。

そういう意味では、〝鉄は熱いうちに打て〟ではないが、若いころに指導を受ける医師によって、診療や治療の基本になる考え方が大きく左右されることが、あらためて重要視される。

精神医学は、まだまだ成長過程である、ある意味、〝欠陥学問〟であると思う。「古典こそが正しい」と、かつてのドイツ精神医学を基本とする医師に指導された身からすれば、少なくともそんな古い診断だけでは立ち行かない疾患は数多くあった。

精神病理や精神分析の専門家の治療にも反発を抱いたことはあったが、ではエビデンスとか、DSMといったものがどれほど根拠があるかといえば、そういう次元を超えたところで治療が行われるところもあることを学んだ。

若いころ、バカ正直に信じていた単剤投与だが、いまや複数投与にもエビデンスが出始めてきており、単剤で増量すると、逆に副作用が出てしまうケースもある。ベンゾジアゼピンは悪だと教えられてきて、実際に多くの患者では不要だし、乱用も多いとは思うが、それでも結局、それしかあうものがないというケースもあった。

認知行動療法なんて限界は多いが、どうしても方法がないなか、精神分析の先生が辛抱強く、難治の患者と向き合っている姿を見て、逆に感銘を受けたものである。ある程度、経験を積まないと、そのすごさがわからない場合もある。どんなにすごいエキスパートでも、正解もあれば、はずれもあるという両面を知ることこそが、本当の教育という観点では意味があるのかもしれない。

もちろん、新しいものがすべて正しいというつもりはないし、新しい精神医学も、時代の変化とともに変わっていくのだろうが、古い医学しか知らないのは問題がある。

精神医療は本当に難しい。精神科医は、患者を苦しみから救うにはどうしたらよいかという大原則に立ち返り、多くの人の知恵と協力を得て、頭を柔軟に、謙虚に、「決めつけすぎず」に患者に向き合うべきなのであろう。

第6章

薬も満足に使えない精神科医

精神科薬の成功確率は誰も証明できない

薬について問うならば、そもそも薬の使い方が悪いのか、それとも薬自体に効力がないのかという、二つの視点から考えなければならない。そこで、この章では、薬の使い方がいかに問題が多いかという視点で話したい。

とくに抗うつ薬については、賛否が分かれる。近年は、精神科以外の医師も抗うつ薬を使うことが増えてきた。その使われ方は、医師それぞれに多様だ。こんなことはほかの疾患ではありえない。その多様性のなかに医師の人生観や生き方も反映していて、興味深くもある。

以下のような感じに分けられる。

①抗うつ薬なんて有害無益で、無意味だという全面反対派
②使うなら少量を短期間でという寸止め派
③エビデンスに基づくアルゴリズムどおり、もしくは古典的な教科書に執着し、

その考えに縛られる原理主義派
④どんどん処方が増えていくインフレ派
⑤あくまでも己の感性にしたがって処方するクリエイター派
⑥薬にも、薬以外の方法についても造詣の深いバランス派

最後のバランス派がまともそうに見えるが、これもまあいろいろだ。みな、「己の道こそ正しい」と信じており、現実には自分のやり方にあう患者だけが残り、そうではない患者は消え去っていく。そのため、経験を積むほど、自分流への確信が強まっていく。

①〜⑥のどの方法でも、よくなる患者はそれぞれにいるし、とくに精神科疾患は異様にプラセボ効果が高いこともわかっているので、真実は闇のなかである。

ただし、それでも、その成功確率はずいぶん違う。結局、密室の精神科診療では他者の指摘がなく、他人の症例報告もどこまでが本当かは誰も証明できないことを鑑みると、みな〝井のなかの蛙〟である。偉そうに語るこの私自身も、同じ穴のムジナだとは思う。

寛解率が67パーセントでも効果がないと決めつける医師たち

まず、①について。精神科薬は製薬会社の陰謀とか、そういった話は、まるっきり根拠のない話とはいえない。

だが、誰かに踊らされているとしても、それを利用する以外に代替の解決法が見つからず、かつ利用することで患者本人が楽になり、そのＱＯＬ（生活の質）がよくなるならば、私自身は「目的は手段を正当化する」と肯定的にとらえたい。

「いい方法はいくらでもある。精神科医のお前には無理だ」

というのであれば、どうかその方法論を広めて、多くの方を救ってほしい。

でも、それらもまた、ある人には正しくても、ほかの人にも正しい絶対解ではない。患者が納得して幸せであれば、それこそが正解である。ただ、「抗うつ薬なんか効かない」という医師には、その頑な姿勢から、精神疾患には万人に効果のある万能薬は存在せず、使えるものは何でも使うという柔軟性が感じられない。

私自身は、そういう医師は薬の使い方も、薬以外の方法についても、あまり治療がうまい医師ではないと思う。そもそも患者とのやりとりでも、一方的なのではないかと危惧する。じつは、似たような話を聞いたことがある。

イギリスでは、日本の精神科クリニックで診療するようなうつ病などは、かかりつけ内科医の仕事である。だから、メンタルに関心のない医師も多く、ある医師は、「最初の1種類を試してだめなら、ほかは意味がない、そもそも効かないんだから」と決めつけて、多くの患者が困りはてて抗議が当局に殺到しているのだそうだ。

アメリカのうつ病治療に関する有名な研究の一つに、「STAR*D」(うつ病を軽減させる代替的連続治療法)がある。これは、アメリカ国内の41カ所のかかりつけ医や精神科クリニックに通う患者約3700人を対象に、6年をかけて行われた大規模な研究である。

この研究では、全員が同じ抗うつ薬から治療をスタートし、治療薬に反応しないか、副作用に耐えられない患者は次のステップへ進むという方法がとられた。野球にたとえれば、先発ピッチャーが打たれたとき、二人目、三人目のピッチャーに誰を継投させれば勝率が上がるかを考えるようなものであろう。

最初に選択されたシタロプラムというSSRIは、都合のよい患者ばかりを理想的な環境下で判定する効能研究という条件下では、6~7割に効くと考えられていた。

だが、実際には、28パーセントと3割弱しか寛解にいたらないことがわかった。最終的に薬物療法の工夫を3回加えることで、67パーセントの寛解が得られたのである。

イギリスの医師のように、みずからの経験だけで結論を下すタイプであれば、「SSRIなんて3割にも効かない」と決めつけて終わるかもしれない。

これは一面的には正しいが、その後、3回の試行錯誤により、その寛解率は67パーセントまで上がっているのである。

仮説にとらわれず、問題解決のサイクルをまわす

「抗うつ薬は効かない」と言う医師は、ほかの薬による増強といった方法論があること、治療抵抗性うつ病の3割は双極性障害の可能性があり、薬の変更で対応できるといったことをどこまで知っていて、「抗うつ薬無効説」を主張しているのだろうか。

昔から、「処方上手は飲ませ上手」といった格言がある。

これは、精神科の薬なんて飲みたくないという抵抗感は健康的ですらあり、それでも必要があれば、飲んでいただくためのコミュニケーションこそが欠かせないということである。「薬物療法は心理療法」とたとえられるように、薬の始まりからすでに精神療法は始まっているのだ。

実際、適切な心理的かかわりによって、服薬遵守率は上がるし、副作用の訴えは下がるし、効果が高まるという研究も存在する。薬は効果がないという医師のなかには、場合によっては、その医師のコミュニケーションに問題があることも否定はできない。

参加者の寛解が67パーセントに達するまでに、「STAR*D」では計4回のトライ・アンド・エラーを要した。APAでは、治療者との相性が重要な精神科領域では、治療者を5回変えてもまったく変えすぎではないという見解を示している。

私はここに、精神医療の抱える根源的な問題が潜在していると考える。つまり、精神医療は科学でいうならば、仮説・検証・修正、あるいは生産現場の観点からはPDCA（計画→実行→評価→改善）といった問題解決のサイクルをまわしながら、トライ・アンド・エラーを重ねていく累積戦略しかないのだ。

理想は、「こうすれば必ずよくなる」といった、ゴールから逆算する順次戦略が効率的である。だが、残念ながら、現実には不確実性が多すぎて、ごく軽症で反応性のよい一部の患者にしかそれは当てはまらない。

問題解決とは、仮説にとらわれて硬直化し、そこでとどまるのではなく、大怪我をしない危機管理を併行しながら、持続可能に解決の工程をまわしていく、というアプローチである。

精神科の場合であれば、「この患者は心因反応や適応障害だから抗うつ薬は効かない」といった仮説に縛られず、慎重に少量投与といったリスクの少ない方法から始め、段階的に増量や増強、他剤への切り替えといった創意工夫を重ねていくしかない。

治らない患者のなかには、「薬は効かない」といった精神科医の思い込みで治療が停滞している方々も少なくない。

かつて、優秀な精神科医はすべてお見通しで、絶対的診断が可能であるかのような知ったかぶりをしたことから、診断がばらつき、患者治療に結びつかなかった。

そういった歴史的悲劇の反省に立ち、診断=仮説というDSMスタイルが広がったのである。

個別の患者がどう治るのかは、やってみなければわからない。そのため、PDCAをまわす問題解決は、認知行動療法でも中核的技術とされている。

「医者の薬もさじ加減」という言葉がある。どんなによい薬でも、量が適切でなければ効き目がないという諺（ことわざ）であるが、前述した①と②は質量の不足、④は量の過多と集約できる。

なかには、目を覆いたくなるような惨状すらある。精神科医や心療内科医のまちがった知識と勝手な思い込みが、多くの患者を苦しめているのはまちがいない。

薬は使ってみなければわからない

②の寸止め派では、どんなケースがあるだろうか。

たとえば、ある医師は、抗うつ薬を飲んで症状が落ち着いていた患者に、よくなったらすぐに薬を飲むのをやめるように、メディアでも広言することで知られている。

「あなたは飲まなくていい」

「こんなもの、効くわけがないんだ」

この医師の言葉を鵜呑みにして自殺未遂を起こし、病院に運び込まれた患者を私は何人も知っている。

また、別の医師は、自著で自分自身がうつ病であることを告白している。それはいいとして、

「私もつらいときには、頓服としてSSRIを2、3錠さっと飲みます」

と書いていたのには驚いた。

抗うつ薬は、毎日、規則正しく飲むのが基本である。だが、この医師はそのセオリーを無視している。おそらく患者にも同様の使い方をしているのかもしれない。

このようにメディアに露出する医師でさえ、とくに年輩医師になるほど、薬の使い方があやしげな医師が少なくない。

とはいえ、若くても精神医学をきちんと研修していないような、あまり経験もなく、メンタルクリニックとか心療内科などとにわかで標榜している医師のなかにも、相当いいかげんな処方が蔓延している。

また、「神経症には薬は効かない」という、かつての古典の影響が抜けきれていな

い精神科医は、こだわりに苦しむ強迫性障害に対して、「抗うつ薬が効くはずがない」と、いまだにその効果を認めず、安定剤でお茶を濁している。

だが、かつて神経症と呼ばれた疾患にも、SSRIを中心とする抗うつ薬の効果が期待できるのは、すでに常識である。強迫性障害は、時にうつ病よりも高用量投与が必要なことすらあるほど、十分量の抗うつ薬を使う必要が推奨されている。

強迫性障害は、SSRI単剤で効果がなければ、非定型抗精神病薬を重ねることで、さらなる効果増強も期待できる。もちろん、薬以外の心理療法も重要なオプションである。大概、薬がいいかげんな医師は、心理的支援にも理解が浅い。

ただし、少量でも効果が得られる人はもちろんいる。症状の激しさと薬の必要量は必ずしも一致せず、軽症でも薬が多く必要になることもあれば、逆に激しい症状でも、少量の薬で落ち着くこともよくある。

薬は使ってみなければわからない。誰にどれだけ効くかは神様にしかわからないので、あとからもっと使っておけばよかったと後悔しないように心がけたい。どうせ薬だけですべて治らないことが多いのだから、薬ごときで変わりうるところには、とっとと試す価値があると私は思う。

なかでも、有効量の半分以下しか使わない医師は、本当に多い。

「10、20ミリグラムでやめずに、30、40ミリグラムまで使ってください」

これは、パロキセチンというSSRIの処方について、かつて製薬会社が配布していた資料にわざわざ強調されていたフレーズである。

承認時の基準では、効果が出るのは30ミリグラム以上からとなっているが、実際には10〜20ミリグラムしか使わない医師が多いことが調査で判明した。それでは十分な効果が得られない。一時、「パキシル（パロキセチンの商品名）は効かない」と医師のあいだで噂されるようになった。

そこで、製薬会社側が、適量での処方を医師にお願いしてまわった。それまでパキシルを10ミリグラムしか処方されずにくすぶっていた患者が、量を増やすだけで症状が改善したケースは実際に多々ある。

もちろん、個人差はあるので、5ミリグラムでも10ミリグラムでも、場合によっては元気になれば、無理に増やす必要はない。改善もなく、飼い殺しにするのは罪深いといいたいのである。

また、少量の薬をだらだら使うのもよくないが、十分量を使って効果が確認できなければ、ほかの治療法を考えるなど、普通に精神科医をしていれば当たり前のことなのだが、いまだにこんなことすらなされない患者が多いのが現実である。抗うつ薬なんて効かないとひと口にいうが、その一方で、試行錯誤の結果、薬物療法でしっかりと回復にいたっている患者も多数いることは知っておいてもらいたい。

もちろん、後述するインフレ派のような無節操な多剤・大量投与はよくない。とはいえ、それが使うべき量の薬を出さないことを正当化する理由にはならない。使いすぎと同じく、使わないのも問題であると思う。

大事なことは、メリハリで、効果がないなら増量か、増強か、変更か、中止すべきなのである。効果もなく副作用があるのに、だらだらと使わないということだ。医師の思い込みによってではなく、患者の状態によって必要量を決めてほしい。

べつにバカの一つ覚えのように、抗うつ薬が必ずいつも吉報をもたらすといっているわけではない。ただ、抗うつ薬ですら、単剤でも十分量を必要な期間使わない不勉強な医師は、ほかの薬の使い方についても推して知るべしだといいたい。ましてや、非薬物療法についてはなおさら不得手であろうことは、容易に察しがつくから、こういった話をしている。

へたくそな医師に不適切に処方された結果、精神科薬なんて効果がないと決めつけられてしまうのは、なんとも残念なことである。とくに、最初がそういう医師であったがゆえに、大切な治療の機会を奪われるのは悲劇以外の何ものでもない。

患者は医師の実験台ではない

③の原理主義派ではどんなケースがあるだろうか。

原理主義派は、「最新の科学的知見」という教典を鵜呑みにしているタイプと、かつての古典を盲信したまま、修正不能に陥っているタイプに分かれる。

かつて、統合失調症のために開発された抗精神病薬を、古い薬（定型薬）から、新たに開発された薬（非定型抗精神病薬）に切り替えようという動きが精神科全体にあった。とくに副作用が少ないというのが、その大きな理由である。

新薬への切り替え自体は、必ずしも悪いことではない。だが、いくら薬が古いといっても、何十年も同じ薬を飲んで安定していた患者に、一律に計算式にしたがって次々と新薬に切り替えたあげく、何人も調子を崩したという話がある。

患者本人が不安がっているのに、その医師は、

「患者が副作用で苦しむのを肯定するなんて、お前らは人権侵害医療者か」

と言い放ち、看護師など周囲の説得に耳を貸さなかったという。

最先端を率先している自分に酔っているのか、歪んだ正義感や好奇心からなのか、その価値観はわからない。

当時は日本に売り込むために、製薬会社がさんざん従来薬の悪口と新規薬の長所を喧伝（けんでん）してまわった。その影響で、医学雑誌でも新規薬のよさばかりが煽（あお）られていた。そうした情報に感化され、真に受けた純粋な〝殉教者〟がいてもおかしくはない。

だが、患者は医師の実験台ではなく、そんな変薬は患者にとって迷惑でしかない。

じつは、これには後日談がある。1年後、前述の医師により新規薬に切り替えられた患者の一人が、真冬に病院を抜け出し、凍死しているところを山中で発見されたのだ。

長期安定していた患者が、新規薬に切り替えてうまくいった症例ばかりが報告されている陰で、表には出ない犠牲も数多くあったと私は思う。

抗うつ薬は1種類を少量から始めるのが基本

④のインフレ派はどうだろうか。薬の多すぎる医師も問題である。

ある医師は、いつもいきなり3種類の抗うつ薬を出すという。それを飲んだ多くの患者は、口をそろえて「眠い」と訴えたそうだが、当たり前である。

この医師の場合はロケットスタートだが、抗うつ薬は、少なくとも1種類（単剤）を少量から始めるのが基本である。たとえ3種類の薬を飲んで元気になっても、本当は1種類飲んだだけで回復したかもしれないからだ。不要な薬は、よけいに医療費を払わせるし、何より体に無用な負担をかける。

何が必要で何が不必要かはわかりづらいので、基本的には「変数」は一つだけにする。増やすときも減らすときも、一つひとつ変えていくのが原則である。だが、こういった初歩的な原則を知らずに、薬を変えるのが習慣になっている医師も多い。うつ病でも、眠れないという患者には、睡眠薬を足したり、場合によっては2週間以内に限って精神安定剤を加えることをよしとしたりする考え方もある。しかし、こういった薬も、必要がなければ処方しないほうがよい。できれば飲まないように指導するのが原則である。

日本の医師は、精神科医にかぎらず、ベンゾジアゼピン系の安定剤が大好きだ。いまだに〝ふりかけ〟のように、ないと白飯では物足りないかのように安定剤を出したがる悪しき風習がある。安定剤がよくないのは、抗うつ薬と違い、依存性・耐性があるためにいつまでもやめられず、出口戦略が見えないところにある。

何を大げさなという医師や患者は多いが、抗うつ薬や抗精神病薬はやめたがる患者が多い一方で、ベンゾジアゼピン系の安定剤や睡眠薬をいざ中止しようとすると、執拗に抵抗したり、怒って攻撃的になったりする患者も少なくない。こっそり他院や内科クリニックで勝手に処方してもらう患者も多く、問題の根深さを感じる。

近年、乱用が目立ったため、こういった精神安定剤や睡眠薬については、処方量においても処方期間においても保険上の縛りがかかるようになった。

抗うつ薬を痛み止めとして処方した整形外科医

一見すると④という感じであるが、その独創性から、⑤のクリエイター派も紹介しておこう。

最近、驚いたのは、長期間続く慢性痛に対して、うつ症状がなくても痛み止めとしても適応のあるデュロキセチンを、いきなり3カプセルも朝昼晩と3回に分けて処方した整形外科医がいたことだ。

抗うつ薬はいきなり大量に飲むと、副作用の危険性が高まり、なかにはアクチベーション症候群（気分の高揚、不眠、活動性亢進、攻撃性や衝動性の亢進などが見られること）とか躁状態を生じ、場合によっては自殺関連行動の危険性すらともなう。

この医師は、おそらくロキソニン（商品名）のような鎮痛剤や安定剤を扱う感覚だったのだろう。製薬会社は内科や整形外科のドクターに対し、うつ病よりも痛みに効くといって売り込みを積極化している。だが、抗うつ薬の有害事象になじみのない、もしくは関心の薄い医師が安易に使うのは、個人的にはすすめられない。

もし使う場合には、有害事象が出た際に精神科医と相談・連携できる体制が不可欠である。そういった注意喚起はもっと行ってもよいと思う。

ちなみに、解熱鎮痛薬（NSAID）については、月に15日間以上飲んでいるとリバウンドが起こって、頭痛薬がないとさらに頭痛が悪化する「薬物乱用頭痛」という現象が知られている。

製薬会社の公式ホームページでも注意喚起されているので、気をつけていただきたい。

職場復帰に失敗するのは抗うつ薬が不十分だから

私は産業医として、いつまでも復職できない、うつ状態や不安の強い患者が、症状が改善せずに苦しんでいるのを見かねて、

「主治医の先生に相談して、薬を増やしてもらってはどうですか。それも選択肢の一つですよ」

という話をすることがある。だが、主治医は、

「いや、あなたの場合は薬が効かないから、増やしてもムダ」

「適応障害だから、抗うつ薬は不要。欲しいなら漢方薬か安定剤を飲みなさい」

と言って、真剣にとりあってくれないことが多い。

患者の話を聞くかぎり、長期間にわたって低迷しているケースは、抗うつ薬が使われていないか、もしくは、量が足りないケースが大半である。そもそも、最低使用量にも満たない寸止め処方が本当に多い。にわかメンタルクリニック、にわか心

療内科医にこの傾向は強い。

まじめに勉強していたとしても、精神医学自体が、とくに適応障害とか軽症うつのあたりに追いついていないため、現実とのギャップが生じていることもある。

かつて、副作用が強い三環系の抗うつ薬しかなかった時代には、どうしても薬の量を少なくしがちだった。そのため、うつ病が治らない最大の理由は、抗うつ薬を十分量投与しないからだと盛んにいわれていた。

逆に、現代は、批判はあるが、副作用が相対的に弱まっているため、猫も杓子もSSRIを投与しすぎる過剰投与が批判されがちである。

たしかに、その弊害は少なくない。しかし、現状では、医師の勝手な思い込みから、「こんなものはうつ病ではない」と判断して、抗うつ薬が使われていないことも一方で多い。

もちろん、薬を使わずによくなるならば、そのほうがいい。でも、薬も中途半端なうえに、ほかに何もせずに飼い殺しにして、むざむざ退職にいたらしめたり、人生の貴重な時間を浪費させたりしている現状には、抗うつ薬が最善ではなくてもいいから、せめて不作為で見殺しにはせずに使うだけ使ってほしいと思う。

現在、抗うつ薬のやめ方、いわゆる出口戦略は、初発うつ病の場合、しっかりと効果を得られて本調子に近いところまで改善したあと、そこから薬を減らさずに、同量で1年飲みつづけることが中止後の再発率を下げると示されている。

再発を繰り返す場合には、できるだけ長期間飲みつづけるほうが望ましい。多くの諸外国の主要ガイドラインでは、目安として2年と記しているものも多い。

産業医をしていて納得がいかないのは、休職して自宅療法で寛解したからと、復職前に、「もういいでしょう」と、薬をやめたり減らしたりすることだ。復職後、ストレスにさらされて、逆に抗うつ薬の量が増えたとしてもおかしなことではない。もちろん、薬が効いたのか、休養でよくなったのか、その両者かは判断がつきづらい。

だからといって、かつて発症にいたるほどのストレスを感じた職場にもどるという、いわゆる大気圏突入を前に、どうして薬を減量・中止するというリスクを、そのタイミングで冒すのかが理解できない。

職場環境に慣れる、変更した業務内容を覚える、人間関係への配慮、ペース配分など、やることだらけの大変な時期なのだから、薬を飲みつづけて回避できるものがあるならば、せめて同じ量を使いつづけるべきと私自身は考える。

私は、「復職可」という診断書をもってきた社員に、必ず通勤時間にあわせた通勤練習をさせて、その可否を確認後に復職許可という手順をとるようにしている。患者が朝の調子が悪くて、1日おきにしか出勤できないケースなどは、大概、主治医が抗うつ薬を使っていないか、不十分な量しか出していないことが多い。

そもそも、この状態でどうして「復職可」という診断書を出せるのかとも思う。このように、朝、不調が強いうつ病は、抗うつ薬への反応がとくに期待できることもわかっている。休職期間を延長し、すみやかに抗うつ薬を使っていただくようにお願いすると、大概は順調に復職につながる可能性が高まる。

効果が高いのに日本では使えなかった統合失調症薬

薬の使い方の基本さえ知らずに、処方箋を書く医師も少なくない。恵まれた研修を行った医師以外は、精神科薬について学ぶ機会がなかったのが大きな原因である。とくに中高年の精神科医や、きちんと教育を受けていないのに客寄せ目的のために、にわかで「メンタル」を名乗る医師には、あまりにも知識がない人が多い。

とはいえ、欧米の標準薬を使わせてもらえないという歴史も過去にはあった。その代表が、統合失調症の治療の切り札クロザピンである。抗精神病薬は、興奮を抑えたり、妄想を消したりという効果のほかに、病気で失われた機能を蘇らせたり、QOLを高めたりする効果もある。

なかでもクロザピンは切れ味がよく、他剤で無効だったり、副作用で飲めなかったりする治療抵抗性の統合失調症でも、5割に改善が認められるなど、高い効果が報告されている。

統合失調症患者の2〜3割は治療抵抗性であり、長年苦しんできた当事者にとっては、希望の道を開く最後の切り札である。実際、クロザピン内服者からは、

「長いあいだ症状が改善せずに行動制限されていたが、退院できた」

「長年、引きこもっていたが、笑顔で人と会話し、外出や外泊が可能になった」

という声が多数寄せられている。

この薬は、1971年にヨーロッパで使用が始まり、現在は世界100カ国以上の国で使用が認められている。だが、なぜか日本では頑なに承認されなかったのだ。使用許可が出て発売になったのは2009年になってからである。

海外では、治療抵抗性の統合失調症患者のほとんどにクロザピンを使う。海外の精神科医は、口をそろえて言っていた。

「クロザピンは注意は必要だが、決して怖い薬ではない。クロザピンなしでは治療抵抗性の患者は退院させられない。日本の患者はとてもかわいそうだ」

日本では国策として、患者を社会に、地域に帰せといい、精神科病床を減らそうと躍起になっている。にもかかわらず、世界では常識の切り札であるクロザピンを長年承認してこなかったという矛盾があった。

さまざまな統合失調症の新薬が開発され、効果があり、副作用も少ないと広く使用されてはいる。だが、アメリカのロバート・リバーマンら世界の有名研究者からは、

「クロザピン以外の新しい抗精神病薬は大同小異である」

という声さえあがっている。

いまはもう承認されたからいいではないかという声もあるが、この薬が使えないことで人生の多くの時間を大きく毀損した患者の無念さを考えると、私はとてもそんな鷹揚なことはいえないと思う。

精神科医の怠慢のせいで使用禁止になった薬

日本でクロザピンが承認されなかった最大の理由は、ひとえに厚生労働省の精神科医不信につきる。これまでも国内に導入しようという動きはあり、それも一度や二度ではなかった。

じつは、クロザピンには、発生頻度が約1パーセントという無顆粒球症（むかりゅうきゅうしょう）と呼ばれる重篤な副作用が出現するおそれがあるため、しっかりとモニタリングする必要性と、その場合、適切に内科につなぐ連携の必要性があった。しかし、厚生労働省には、日本の精神科医は身体管理ができないどころか、採血一つろくにせずに薬物療法をする輩（やから）だという思い込みがあったのだ。

2001年ごろにも、精神科医たちは、

「そんなに精神科医をバカにするな。信用してくれ」

と言わんばかりに、クロザピン導入に向けて働きかけた。

しかし、間が悪いことに、クロザピン導入を遅らせる重大事件が起こったのである。

それは、2001年に発売開始となった新規の抗精神病薬であるクエチアピンやオランザピンを飲んだ糖尿病患者で、発売後に死亡例も含む重篤化が報告されたのだ。両剤とも、わが国では糖尿病の患者には禁忌、つまり使用禁止となった。

どちらも効果が高く、副作用が少ないという期待の薬であっただけに、そんなに危ない薬なのかと業界では衝撃が走った。両剤とも太りやすさや、糖尿病のリスクが一定程度あることは事実だが、世界的には全面使用禁止にはなっていない。

そもそも、統合失調症の患者は、糖尿病を併発することが多い。健康的な生活ができず、運動不足になったり、栄養バランスが崩れがちだったりするからだ。そういう患者にこのような薬を使うと、糖尿病を悪化させ、死にいたる危険性があるというのだ。

だが、この2剤だけが特別なのかというと、ほかの抗精神病薬も多かれ少なかれ同様のリスクはあり、これらだけが他剤より突出して危険であるとはいえないというメタ解析すら報告されている。

2022年現在、FDA（アメリカ食品医薬品局）は、

「注意は必要だが、クエチアピンもオランザピンも禁忌ではない」

と明確に言及している。

とくにクエチアピンについては、高用量でなければ糖尿病との関連は否定的というビッグデータ研究も報告されている。

なぜ、日本だけ、こんなことになったのだろうかというと、その答えは、

「精神科医なんぞを信用しても、ろくなことがない」

という厚生労働省の〝お灸〟の意味合いがあったのだ。

じつは、報告書を読むと、精神科医の怠慢と不作為が大きかった。セルフコントロールできない患者に甘いものを食べさせたり、缶コーヒーを好き放題飲ませていたりするなど、病院できちんと管理しておらず、本当に薬だけが死因であったかどうかかなり疑わしい。

抗精神病薬を服用することで、糖尿病の症状が悪くなる場合もある。だが、クロルプロマジンという薬価の安い古い薬などは、糖尿病に悪い影響を与えると考えられているにもかかわらず、使用禁止にはなっていない。アメリカの学会では、クエチアピンによる糖尿病悪化のリスクは、日本ではほとんどノーマークのリスペリドンと同程度とすら報告している。

日本でクロザピンを使うにはあまりにハードルが高い

日本で糖尿病患者に使えなくなったもう一つの理由は、当時、新薬であり、「売れすぎたから」であった。新薬は価格が高く、売れすぎると医療費を圧迫する。だから、厚生労働省がブレーキをかけたのだ。

「ありゃあ、ちょっとブレーキかけすぎてしまったな」

厚生労働省の関係者が、笑いながらこう話していたというのが漏れ伝わってくるが、こんなことでせっかく効く薬を飲む機会を奪われた糖尿病患者にすれば、笑い話ではすまない。

統合失調症の患者に対して、かつて日本では人権侵害と批判されるほど、向精神薬を何種類も大量に使っていた。そうした多剤・大量療法は国際的にも非難する声が巻き起こった。しかし、精神科医の処方姿勢にも問題はあったが、海外では当たり前に使えたクロザピンという切り札が使えなかったため、抗精神病薬をてんこ盛りにせざるをえなかったという側面は忘れてはならない。

そういった精神科医不信を乗り越え、厚生労働省は2009年にクロザピンの発売を許可した。ただし、審査を通過した医師（登録医）だけが、登録条件を満たす医療機関でのみ処方できるという厳しい条件付きであった。

採血当日に検査結果がわかること、副作用が出たらすぐに対応可能であること、内科医との連携が可能なこと、登録医、コーディネート業務担当者、管理薬剤師がそれぞれ二人以上いること、というものである。ダメな精神科医には使わせないという厚生労働省の覚悟を感じるのは、私だけではないだろう。

導入から約10年以上経過した現在、クロザピンはほかの先進国なみに普及したのだろうか。残念ながら、答えは否である。

現在、クロザピンを必要とする患者は人口10万人当たりで200人といわれている。たとえば、フィンランドでは10万人中、189人とほぼ理想的な水準で処方されている。ところが、日本では、2018年時点でたった5・9人であり、フィンランドの30分の1というあまりに狭き門となっている。

とくに大変なのは、導入後の通院である。諸外国では月一度の通院でいい時期にも、週1、週2での通院と採血を無期限に行わなければならないのだ。患者にとっては大変つらい話である（注＝2022年2月、この基準が一部緩和された）。

本書の初版では、クロザピンを使えないために、患者や家族の苦労を見て、日本でも一刻も早くクロザピンが導入されたらいい、もしも自分が患者や家族なら、個人輸入してでも使いたいと書いた。

それが導入後、こんなにハードルを高くされるとは想像もしなかった。2021年の段階で治療抵抗性統合失調症患者の3～4パーセントしかクロザピン治療を受けていない現状を見ると、とうていわが国はクロザピン導入国とはいえない。

これこそ、厚生労働省お得意の「導入偽装」といえるが、なんとかさらにハードルを下げてほしいものである。そのためにも、精神科医は謙虚に向き合わなければならない。

第7章

そもそも精神科薬は本当に効くのか

厚生労働省が医師主導の治験を可能にした背景

現代の精神医療で薬物療法は中心的位置づけにあり、薬について知っておかなければならないことが多々ある。

過去、国内で行われていた薬の研究の大半は、薬事承認を目的とした治験であり、製薬会社が医師に依頼する「企業治験」のみであった。これは新しい薬を承認してもらうためのもので、しかも高価な薬が対象になる。医師にしても、製薬会社主導の研究に相乗りして治験に協力すれば、多額の治験協力費がもらえるというWIN-WINの構造があった。

たとえば、先述の「STAR＊D」でも、最初の抗うつ薬が無効だったうつ病患者に、次の一手として採用されていた追加オプションの一つが、双極性障害に使われるリチウムを追加するというものであった。これはかなり以前から使われており、十分な効果研究に基づくものであったわけだが、案の定、「STAR＊D」でもその効果は証明されていた。

ここで、おもしろいエピソードがある。厚生労働省の委託研究により策定された２００３年改訂の「気分障害の薬物治療アルゴリズム」では、抗うつ薬の処方についても日本独自の指針を示し、多くの医師に影響を与えた。

ただ、ここで困ったのが、リチウムの扱いだ。

「抗うつ薬が効かなかった場合には、リチウムが抗うつ薬増強法の一つになる」

と記されたのだ。

じつは、リチウムは双極性障害に対しては保険で認められているが、うつ病に対しては認められていない。にもかかわらず、厚生労働省の指針で、堂々と保険外使用を謳（うた）っていたのである。

もちろん、保険上は認められていなくても、必要に応じて使用するといったことはある。たとえば、普通に内科や外科で入院しても、高齢者の半数以上に譫妄という現象が生じる。時に激しい興奮を呈することのある譫妄に対して、厚生労働省は２０１１年、エビデンスもなく、抗精神病薬の適応外使用を認めることを通知した。

だが、リチウムについては、正式な通知はなく、本来はこんな治療は認められていない。いまも、リチウムの添付文書にうつ病の適応は書かれていない。そのため、リチウムは抗うつ薬の増強に有効な薬であるにもかかわらず、いまだに認可されずにいる。

うつ病学会が出している治療指針の2016年改訂版でも、同様に記載されている。筋論でいえば、製薬会社にはこの適応をぜひ申請してほしいものだが、正直なところ、リチウムのような安価な薬にはもはや関心はないのだろう。

とはいえ、リチウムを双極性障害の治療に使う場合には、日本でも保険適用になる。だから、本当はうつ病であっても、医師がカルテに「双極性障害」と書くことで、うつ病にも使うことはできる。それはもちろんルール違反であり、厚生労働省も把握しているはずだが、トラブルにでもならないかぎり、なあなあにされている。

金にならない研究にモチベーションが働かない現状は、不健全である。そうした現状を改善しようと、厚生労働省は、製薬会社主導の研究ばかりではなく、医師みずから主導して研究できるように、2003年の薬事法改正で医師主導の治験が行えるようにした。

臨床研究史上、最悪の事態を招いたディオバン事件

２０００年代は医師主導治験の割合は１〜３パーセントで推移していたが、２０１１年当たりからは10パーセント前後と10倍近くに増えつつあり、状況としては１歩前に進んだように見える。ただ、主導は医師でも、その研究資金は製薬会社が出しているケースが多く、しばしば〝香ばしい〟ことが起きてしまう。

わが国の臨床研究を揺るがす前代未聞の事件が、大規模な医師主導研究で起こったのだ。厚生労働大臣まで巻き込んで話題となったディオバン事件である。これは、高血圧治療薬ディオバンに関して、五つの大学病院で行われていた医師主導臨床研究で論文不正が発覚したというものである。

このせいで、日本の研究に大きなブレーキがかかり、悪名高き臨床研究法が誕生した。国内の臨床研究、つまり患者に対して行っていた研究を事実上、鈍化させ、現場のさまざまな臨床家の治療上の気づきやアイデアが、以前のように各施設の倫理委員会の承認を得るだけではすまなくなったのだ。学会発表すらなされない異常事態を生むことになった。

ディオバンは、高血圧治療薬では一人勝ちのドル箱だった。ただ血圧を下げるだけではなく、狭心症や心筋梗塞、脳卒中などによる死亡や入院がなんと４割も下がるという心血管保護作用までもが証明されたからである。

ところが、それが嘘だった。3000人が参加した大規模試験が、データに重要な問題が存在したことを理由に、結局、5論文すべてが撤回という異常事態を招き、臨床研究史上、最悪の事態にいたった。さらにあやしいことに、製薬会社の社員が身分を偽り、研究データ解析に参加していたことが発覚した。意図的操作や改竄の事実はなかったとのことだが、こんな言い分が通るはずがない。

厚生労働省は、企業とその社員を誇大広告による薬事法違反の疑いで告訴し、社員は逮捕された。裁判中、検察側は、社員のUSBメモリーにあった45例の架空症例の水増しを証拠として提出もしている。最高裁までもつれた本件は、社員の無罪が確定して2021年に決着がついた。データ捏造の不正はあったが、論文というのは何を書こうが、一般人の目にふれないから、薬事法違反ではないという奇怪な判決内容だった。

ただ、その論文の結果を多くの医師は信じて患者に大々的に使うわけだから、当然こんな判決は頓珍漢（とんちんかん）だと私は思うが。

医師主導の研究をダメにした臨床研究法

わが国の研究ではインチキがまかり通っている。こういった事件の背景には、おのおの利害が渦巻いている。最大の理由の一つは、日本の医師は臨床試験や生物統計の知識があやしい人が多いことがあげられる。

みずからの勉強不足を棚に上げて、名声や出世欲、研究費欲ばかり旺盛で、製薬会社の社員に研究計画から統計解析（さらに論文執筆）まで全面的に依存する〝毒まんじゅう〟に手を出していた。

そこにたくみにつけ入ったのが、営利最優先の製薬会社である。両者のWIN-WINの構造が、いまさらながら繰り返されていたことになる。臨床研究がやりたい放題できる研究基盤の未整備が食い物にされたのだ。

本事件への反省から、臨床研究の適正な実施と、その推進を図ることを目的とした臨床研究法が2018年4月に施行され、規制は厳しくなった。しかし、今度は厳しすぎて、わが国の臨床研究そのものが、事実上、大きく停滞するという困った事態に陥っている。いわゆる医薬品など、人への効果を明らかにする研究がすべて臨床研究法の対象となったことで、研究への大きな縛りが生まれた。

新薬の研究などであれば当然、厳しい規制があってしかるべきである。だが、臨床上の小さな薬の工夫や、アロマセラピーやビタミン剤の効果検証すら、すべて臨床研究法の対象となった。

そして、申請のたびに、毎回100万円近くかかる臨床研究審査委員会での承認を要するなど、スポンサーのない研究、とくに若手医師にとっては事実上、羽をもがれたかたちとなり、医療の促進が大きく阻害されている。

2019年、國頭英夫先生（日本赤十字社医療センター）が「医学界新聞」に寄稿した記事によれば、調査を行ったところ、特定臨床研究の事務手続きは、「かなり負担」「非常に負担」が87パーセント、日常の臨床業務への影響は73パーセントが「相当あった」「非常に大きかった」と回答している。

一方で、臨床研究法が「臨床研究の推進に役立つ」と考えるものは3パーセント、「そうは思えない・むしろ逆効果」を合わせて否定が9割超であった。そして、56パーセントが「もうこういう研究をやりたくない」と答えている。

臨床研究法の導入で現場の研究者は疲弊し、医師主導の研究をこりごりと考える医師が増えている。そして、自主研究が消滅したり、研究の場から立ち去り、製薬会社主導の研究のみが残ったりと、法律があるべき方向に逆行しているという結果が示唆されている。

スポンサーの有無が大規模解析にも影響を与えている

アメリカでも、やはりあやしいことが日常的に行われていた。「アメリカン・ジャーナル・オブ・サイキアトリー」の2005年版では、2001〜03年に発表されたすべての臨床試験が、スポンサーとどう関係しているかを分析、検討している。

その結果だが、397の臨床研究のうち、60パーセントの研究者が製薬会社など利害関係のあるスポンサーから資金を得ており、47パーセントについては参加した研究者の一人以上が何らかの財政的な援助を受けていたという。

そして、ここが重大なのだが、スポンサーと利害関係のある臨床試験では、スポンサーのない研究に比べ、企業側に有利な肯定的結果が約4・9倍も出やすく、とくに、製薬会社が資金提供した研究では、明らかにその傾向が強く認められたというのである。

一方で、製薬会社による研究資金を意図的に排除して分析した欧米の研究では、新しい抗精神病薬には、従来薬に比べてこれまで指摘されているほどのメリットはなく、それどころか従来薬のほうが費用対効果に優れ、リーズナブルと結論づけているものもある。

企業がお金を出せば、スキルの高い熟練研究者に参加してもらいやすくなる。つまり、自分たちに都合のよいデータを得やすくなるのだ。それに加えて、研究の規模が大きくなると（要は参加者の数が増えると）、統計上のテクニックで小細工がしやすくなり、わずかな差でも大きな差として出しやすいというメリットもある。

つまり、これらの研究では、金をかければかけるほど、統計的な面も含めて、企業に有利な結果を出しやすいと結論づけているのだ。さらに、一部の医師は、研究者の生命線ともいえる論文作成まで、製薬会社の研究者をゴーストライターにして書かせていたという事実まで発覚している。

権威ある医学雑誌「ニューイングランド・ジャーナル・オブ・メディシン」の元編集長で、83歳ながらもいまだにハーバード大学医学部の上級講師を務めているマーシャ・エンジェル医師も、その著、『ビッグ・ファーマ――製薬会社の真実』（栗原千絵子／斉尾武郎共監訳、篠原出版新社）のなかで、こう述べている。

著者は製薬会社が研究の実施方法に対する支配を強め、自社の薬がよく効くように見せかけるために細工を凝らすさまを見てきた。その方法は、筆者が同誌で仕事をはじめた頃（注：一九八〇年代初頭）にはまったく使われていなかった手口である。（中略）製薬会社は自社製品に不利な結果が出た研究を研究者に公表させないことがある。製薬業界の影響が強くなっていくにつれ、筆者は出版された研究論文の多くに重大な欠陥があるのではないかと憂慮するようになっていった。そうした論文を読んで、医師たちが新薬がその薬の本当の実力よりも有効で安全性が高いものだと信じこんでしまうのではないかと恐れたのだ。

当時、アメリカでは、製薬会社からもらう金額が最も多いのは、精神科医だというレポートもあった。欧米では、論文や指針作成の際には、判断が個人的な利益に左右されない「利益相反」が厳しく追求される。

その欧米ですら、この惨状と考えれば、アメリカ追従である日本の精神科の研究者たちも言わずもがなである。

抗うつ薬の効果を疑問視する声が上がりはじめている

2000年代に入ると、新たな問題が製薬会社を悩ませる。各社のドル箱商品であるSSRIが次々と特許切れを迎えたのだ。特許が切れれば、ほかの製薬会社は、同じ効能が期待できる後発品をつくることができる。そうなれば、オリジナル薬の売れ行き低下は避けられない。

その対抗策は二つあった。一つは、薬の適用を広げるというもの。つまり、「うつ病だけでなく、不安症にも効果がある」という承認を受けるのだ。そうすることで、別の新たな特許が生まれるため、それまでの高い価格を維持できる。

一時期、日本でも、「社交不安障害って知っていますか」といったコマーシャルが盛んに流れていた。これは、人前で話すなどの状況で極端に緊張したり、恐怖を感じたりする病気だが、こうした新しい病気の啓発も、抗うつ薬の特許切れ対策の一環としての、製薬会社の戦略なのである。

もう一つは、海外に市場を広げるというものである。つまり、「うつ病は誰もがかかる病気」であり、「治さなくてはいけない病気」であるという認識を広げることで、アメリカ国内で特許切れした抗うつ薬を高い値段で売り、外貨が稼げるのだ。

ただし、SSRIは安い薬ではない。たしかに、うつ病はアジアやアフリカをはじめ世界中で増えていたものの、市民に経済力があり、誰もが抗うつ薬を買える国となると、当時はそこまで多くはなかった。

そこで目をつけられたのが、まだ経済力が強く、国民が精神に不安を抱え、自殺も多かった当時の日本というわけである。

現在、いまだにアメリカ人の約13パーセントが抗うつ薬を使用しており、世界で最大のシェアを誇っている。先進国での抗うつ薬の使用は2000年から2015年にかけて倍以上になっている。抗うつ薬市場は、2020年に約11兆円超の規模に達し、いまも3パーセントの年平均成長率で成長しつづけ、今後はアジアで最高の成長率が予想されている。

私自身は「うつ病バブル」と呼んでいるが、それはちょっと前のこうしたアメリカの製薬会社の戦略によるところが大きい。アメリカの製薬業界には、「新しいヒット薬は金鉱の発掘と同じだ」という言葉もあった。こうしたことから、「病気を増やしているのは、じつは製薬会社だ」という批判がある。

しかし、その一方で、うつ病ブームのおかげで救われた患者も少なくないし、実際、自殺をせずにすんだ人も数多く存在する。だから、うつ病バブルは必ずしも悪いだけとは言いきれない、と思うのは、私が精神科医だからだろうか。

そもそも、抗うつ薬は本当に効果があるのだろうか。WHO（世界保健機関）の指針では、現代の医療水準維持に最低限必要な300品目の必須医薬品として抗うつ薬を収載しているし、諸外国の主要指針でも、抗うつ薬を重要な治療選択肢としている。

各治療指針に共通しているのは、うつ病ではある程度重くなってから抗うつ薬を使え、という点である。

イギリスのNICE（国立医療技術評価機構）の指針では、軽くはないうつ病には抗うつ薬を推奨している一方で、メリットと副作用などのデメリットを比べると、わりにあわないので軽いうつ病には抗うつ薬は使わないようにとしている。

APAの診療指針では、患者が望むのであれば、軽症のうつ病であっても、最初から抗うつ薬を投与してもよいとしている。

カナダのCANMAT（気分・不安治療ネットワーク）の指針では、軽いうつ病であれば薬以外の心理的アプローチが第1選択としつつも、患者の希望がある、以前効果があった、薬以外の方法で効果がない場合には、抗うつ薬を選択肢とすることは認めている。

いま、抗うつ薬の効果そのものについて、疑問視する声が上がりはじめている。抗うつ薬の使用が広がれば、うつ病の罹患率や自殺が改善されると期待されていたのに、現実的にはうつ病や自殺率は若い年齢層では増加の一途であることが判明しているからだ。

1998年にカーシュらは、抗うつ薬を中心とした16種類の精神科薬のメタ解析を通じて、プラセボには実薬の約75パーセントの効果があると報告した。さらに、未公開でお蔵入りしていたFDAのデータを加えて分析したところ、75パーセントどころか、82パーセントもの効果が示されていたことで話題となった。

2004年には、コクランでのメタ解析によって、副作用のある偽薬（アクティブ・プラセボ）を用いると、抗うつ薬と偽薬のあいだに有効性の違いは認められなかったと発表した。副作用があると、効果のあるものを飲んでいるというプラセボ効果が薬と変わらないくらいに大きくなるというわけだ。

研究のなかで、そもそも抗うつ薬とプラセボとのあいだの差が小さいことが指摘されていたが、そのプラセボ効果が月日の経過とともに、増えてきているという報告もなされてきた。

1980年代から2000年までの20年間で1割程度上がってきたとの報告もあったが、最新のメタ解析では、実際のプラセボ反応率はこの30年間変わっていないことが証明されている。

抗うつ薬の効果が発揮されやすい一群が存在する

NICEは、せめて薬はプラセボよりも、数学的に表現すると偏差値で5程度優れていないと意味がないとの基準を示している。現状、出版バイアス（都合のいいデータばかりが発表されやすく、不都合なデータは公表されにくいというもの）を取り除くと、抗うつ薬の偏差値はプラセボより3程度優れているくらいのため、それにしたがえば、いまの抗うつ薬は意味がないという結論になってしまう。

しかし、2022年、ストーン博士は、抗うつ薬の効果はすべての人に一様ではなく、抗うつ効果が発揮されやすい一群が存在し、よく効くグループでは9割の患者で症状がほぼ消失していたというメタ解析の結果を報告している。

ただし、はじめに重症だった患者だから効果が期待できるというわけでもなかったようで、どんな人に効くのかという点はこれからの課題とされている。

近年盛んに行われるメタ解析とは、個別のRCT（ランダム化比較試験）を統計的に集約して、全体として効果の有無を検討できる最も信頼性の高いエビデンスといわれている。

メタ解析では一つひとつのRCTが小規模で効果が示しきれなかったとしても、複数の研究を集めて統計的な検出力が増すことで、本来もっているはずの効果を確認できるという利点がある。

とくに、複数のRCTの賛否が分かれているときには、総合的に効果の有無を統計的に判断することにも役立つ。

一方で、本来、別々の研究デザインを同じと見なして合算するぶん、机上の空論に走ってしまう危険性がある。大規模なRCTのほうが、リアルに効果を比較するので、より実態を反映するともいわれてきている。実際にメタ解析で効果ありとされた研究の3割が、そのあとの大規模試験で覆るという報告もなされている。

メタ解析はヨーロッパで好まれる傾向にある。それに対して、アメリカでは、強い資金力と人口の多さにより大規模なRCTを好む傾向がある。一方で、大規模試験はお金がかかるうえ、製薬会社のマネーの影響力が増しやすいので注意を要する。

こうした現状を知ると、読者の多くは混乱するだろう。治らないのは薬が足りないのが原因かと思えば、そもそも薬の効果自体があやしいといわれ、挙句の果てには薬が自殺を高める危険性があるとまでいわれてしまうのだから。

結局のところ、半分くらいの人には効く可能性がありそうなので、とりあえず使ってみて、いいか悪いか判断してくださいというのが現状のコンセンサスである。それ以上はよくわかっていない、ということなのである。

製薬会社はなぜ精神科薬の開発から撤退を始めたのか

奇跡の薬として人気を博した抗うつ剤のプロザック（商品名）が、アメリカで1989年に発売されてから30年超たつ。精神科薬は消費者に受け入れられ、また世界中に市場が広がり、一見順調のように見えているが、じつは精神科薬産業の未来は重大な危機に直面している。この10年近くで大手製薬会社が軒並み、新薬開発をストップしているのである。

それは、いわゆる画期的新薬が生まれにくくなっているのが最大の理由である。とくに、長年信じて研究が続けられてきた「幸せホルモン」などといわれるセロトニンなどの脳内化学物質の異常という仮説への信頼が失われてきていることが大きい。

ここ何十年ものあいだ、信じられてきた理論を覆すような、まったく新しい新薬開発は、非常に困難であるうえ、莫大な費用がかかる。

前臨床試験から上市までには9〜15年かかり、開発開始時の5000の候補のうち、五つが第Ⅰ相試験に進み、最終的に承認されるのはたった一つだけである。医薬品を売り出すための時間と資源を考えると、開発コストがあまりにも高すぎる。

そのため、製薬会社もあの手この手で抵抗をする。その対抗策が、既存薬のマイナーチェンジである。たとえば、薬の成分が少しずつ長時間放出されつづけるようにする徐放薬のようなコーティングの変更や、新しい適応（抗うつ薬を不安症にも適応をとるなど）といった小手先の変更で特許の寿命を残すのである。安全で安上がりな開発にばかり終始するため、新薬が生まれず、いわゆる「**me too** ドラッグ」（改良型医薬品）ばかりが誕生する。

精神科領域の医薬品開発は、ほかの領域以上に後手にまわっている。２０１１年の段階で、精神科関連の新薬候補はわずか２４０品目であり、がん関連の３０００品目、感染症関連の７５０品目と比べても大きく見劣りする。

精神科薬の開発は１９８０年から２０００年のあいだに大きく伸びたあと、すでにピークアウトして減速段階を迎えている。いまの稼ぎは過去の遺産を食いつぶしているにすぎないのだ。

ブランダイス大学のオブライエンらによる研究では、アルツハイマー病を除けば、精神科薬の新規開発候補は、少なくとも第Ⅲ相開発では枯渇しており、革新的な薬剤開発はほぼ全滅状態であることが確認されている。そのアルツハイマー病も、治験は失敗の繰り返しで、わずかな成功を謳うものも、諸外国では、その成果が費用対効果に見合わないと健康保険で承認してもらえない事態に陥っている。

精神科薬の開発は、なぜ暗礁に乗り上げてしまったのか。人の高度な精神機能を動物実験で研究する難しさが指摘される。これまでも、画期的新薬は科学的手法によって生まれたわけではなく、偶然の産物、もしくはいまでは許されない人体実験から誕生しているのだ。

しかし、それは現代では許されない。そのため、既存薬のマイナーチェンジばかりを繰り返すことになり、ブレークスルーが生まれなくなっている。

偶然の産物に、後付けの理論として誕生したのが、「脳内化学物質の異常」という仮説だ。実際、SSRIがセロトニンの濃度を増やすことはわかったので、「セロトニンの異常」という科学的根拠をマーケティングに取り入れたところ、世界中で爆発的に売れたというだけである。

たしかに、SSRIはセロトニンを増やすが、増えた人のなかで抗うつ効果が得られたのはごく一部だけだった。セロトニンの減少がうつ病の原因になっているという事実はいまだに証明されておらず、SSRIがなぜ効果があるのか、本当の理由は不明である。そして、近年、その事実が都市伝説だったとバレだしたのだ。

考えてみれば、脳の神経細胞のつなぎ目にある化学物質一つで、高度な脳の機能を証明するというのが無理筋だったのだ。世界中がそのトリックにひっかかり、いまだに日本では、「幸せホルモン＝セロトニン」などと報道されている。

実際に、神経細胞のオンとオフを決める主要な神経伝達物質は、セロトニンなどではなく、グルタミン酸やGABA(ガンマアミノ酪酸)といわれる物質であり、セロトニンはそれらの働きを修飾するだけの脇役と考えられている。もっといえば、セロトニンといった情報伝達のレベルより、さらに上位の指揮系統で指示を出している、サイトカインと呼ばれる免疫系の情報ネットワークが関係していることがわかっている。

これらは「炎症」と呼ばれ、近年は「脳の炎症を防げばうつは治る」といったことが注目され、抗うつ薬にも抗炎症作用があることが証明されている。しかし、「炎症」もまた、ただの情報伝達システムであり、根本原因ではない。

蛇足だが、「腸脳相関」といって、腸を整えれば脳も健康になるのではないかということで、「腸活」が話題になっている。治療開発として、たとえば腸内細菌を、他人の便を摂取する糞便移植などの研究が始まっている。非常に興味深い領域ではあるが、これもここだけで議論をしすぎると、〝木を見て森を見ず〟の愚を、脳から腸にすり替えてまた繰り返すことにならないかが危惧される。

「過去30年間に、真に新しい向精神薬は一つも出てこなかった」という精神科医もいる。現在は、さらにあやしげなものに手が出されている。

たとえば、うつ病への臨床試験が始まっているものでは、幻覚剤だ。世界中で規制され、日本でも麻薬指定されている幻覚剤LSD、パーティドラッグとしてナイトクラブなどで広く使用され、「エクスタシー」などと呼ばれている合成麻薬MDMA、そして「マジックマッシュルーム」と称される、キノコに含まれる成分サイロシビンなどである。

本当に大丈夫なのかは私もわからないし、救われる人もいるかもしれないが、有害事象に苦しむ人も増えるのではないかと危惧している。功名心にかられる精神科医の、勇み足による暴走が起こらないことを願うばかりだ。

第8章

心理的な治療なんてできない精神科医

せっかく保険収載されたCBTがぜんぜん広がらない

いま、CBT（認知行動療法）が注目を浴び、盛り上がりを見せている。CBTで多彩な精神疾患がよくなると多くの人が期待し、患者も実際に本を読み勉強している。書店にはCBT関連の本も数多く並び、売れ行きも好調である。

国内でも実際に実践してきた精神科医や心理士たちが、CBTの普及に努めてきた。まさに努力の賜物といってよい。現在、健康保険では、当初のうつ病以外に、強迫性障害、社交不安障害、パニック障害、PTSD、神経性過食症に対して認められている。

CBTは、熟練した治療者によりきちんと実施されれば、やっただけの効果が期待できる。ただし、医療として、とくに健康保険の枠組みとしてどこまで普及するかというと賛否が分かれる。

なかには、

「CBTは受けたけど、よくならなかった」

「受けてもそこまでではなかった」

と不満を口にする人も少なくない。

これは、クオリティ・コントロールが不十分なのである。世界中で標準的なCBTが、わが国ではまだ気軽に、高い質で受けられるとはいえない理由として、薬と同じ議論で、やり方が問題なのか、そもそもCBT自体に効果がないのかといった視点で考えてみたい。

いったい、現状、精神科医によるCBTはどのくらい普及しているのだろうか。診療報酬データの診療情報を2次利用し、国内のCBTの実情についての分析が、宮崎大学の吉永尚紀先生によってなされている。

その結果、CBTが始まった2010年度から2015年度で見ると、算定件数・人数ともほぼ横ばいであった。同期間における通院精神療法は、算定件数は15・5パーセント増加、算定人数は16・1パーセント増加していた。

普通の精神科診察は増えていたが、CBTはせっかく保険収載されたのに、ぜんぜん広がっていなかったのだ。最大の理由は、「儲けが少ない」ことにあった。

つまり、CBTの診療報酬が低く抑えられたからである。というのも、保険診療下では、CBTは1件30分以上かかるので、1時間では最大2名の患者にしか算定できない。これを診療報酬にすると、単純計算で約1万円である。

それに対して、精神科外来の一般診療で算定される通院精神療法（30分未満）では、1時間当たり6人の患者に算定できると仮定すると、いまのレートで計算して診療報酬は指定医で約2万円となり、CBTの倍は稼げる計算になる。

信州大学による全国調査でも、約4割の診療所が、「採算性の低さからCBTを敬遠」とあげており、診療報酬の増額を提言している。

たとえば、イギリスでは、日本の1回当たり約5000円に対して、1回当たり約1万5000円だと聞くと（心理士にも認められている）、いかに日本の価格設定が安いかがわかる。

せめて倍にしてほしいと厚生労働省の役人に直訴をした先生もいるが、役人は鼻で笑いながら、

「医者っていうのは、金が儲からないと何もしない人種なのですか」

と嫌味で返されたという。

その後、看護師でも、医師と共同すれば、医師の3割引の値段で保険で受けられ

るようになった。ただ、とくに初期はその条件が厳しすぎて、実施者は皆無だった。現在はだいぶ緩和されたが。

臨床心理士に診療報酬が認められなかった背景

そもそも、本職である公認心理師については、国家資格化して5年も経過するが、CBTどころか、ほとんど診療報酬が認められていない。外から見れば、わが国でもCBTが始まり、心理士の国家資格化まで実現し、着実に心理療法が発展していると映る。厚生労働省お得意の、見事な「導入偽装」の本領発揮である。

厚生労働省は、どう考えても、本気で心理療法を普及させようと願っていないことは明らかである。もちろん、国民が、自費や安いコストでやるぶんには、どうぞご勝手にとは思っているだろう。何も進んでいないと批判を受けるから、たくみに偽装する。着々と進んでいるかのように見えて、実態は骨抜きである。

ただ、厚生労働省は、エビデンスがあろうがなかろうが、基本的には精神科医という手合いをそもそも信用していないから、日本の精神科医による精神療法に効果があるとは、額面どおりには受け取っていないだろう。とはいえ、精神科医は専門バカなので、国民全体の利益という視点では、この資源配分の方向性はしようがないのかもしれないが。

そもそも、CBTができる精神科医は非常に少ない。収益的にペイしないなかで、健康保険で医師が実施するCBTは、ビギナー精神科医の練習台になる可能性が高い。また、看護師のCBTは、想像以上に質的に低いという噂が聞こえてくる。看護師は心理療法の専門家ではないので、これは致し方ない。

では、なぜ公認心理師ではだめなのかという疑問が湧く。そもそも、当初から臨床心理士に診療報酬を認めなかった背景には、当時、国家資格でなかったこともあるが、それ以外に医師の手を離れ、独り立ちが難しい看護職とは異なり、心理士は腕が立てば、無能な精神科医よりもよっぽど患者を治せるからだ。

そうなると、医師は客をとられかねない。治療の主役を奪われるという嫉妬も働く。だから、心理士を警戒して、保険化を認めないという圧力が働いていたのである。

また、CBTの実践者たちが一枚岩ではなかったという事情もある。日本には、日本認知療法・認知行動療法学会と日本認知・行動療法学会という似たような二つの団体が、相容れずに、まるで別々の治療法であるかのように分かれ、独立して活動している。国際的には認知行動療法一つであるのだが……。

現在、CBTをやる医療機関は増えてきており、自費とはいっても、その金額は高いところもあれば、リーズナブルなところもあるので、以前と比べれば治療者人口は確実に増えている。

心理士（公認心理師）のCBTは玉石混交で、上と下の二極分化が著しいと聞く。ぜひ、うまく探して、相性があい、腕の立つ、〝当たり〟と呼べる上層の公認心理師の治療を受けてほしい。幸運を祈る。

そもそもCBTには効果があるの？

そもそも、CBTにどこまでの効果があるのだろうか。

欧米を中心とした諸外国の主要ガイドラインでは、うつ病や不安症の第1選択に、軽症では単独で、それより重症の場合は、薬物療法と併用してCBTは必ず推奨されている。

そして、PTSDや各種の依存症、パーソナリティ障害といった精神疾患患者でも、薬以上の効果が示されている。もちろん、CBTは万能ではない。心理療法というと、薬と比べて批判が出づらい雰囲気があるため、あえて本書では批判的に踏み込んでみたい。

ここでは、まず、諸外国ではCBTがきちんと効果を発揮して、本当に多くの患者が救われているのか。もう一つ、そもそもCBTの効果はどこまで信用できるのかという点についてもふれてみたい。

まず、CBTが向いており、かつ希望している患者に、うまい治療者が実施すれば、高い効果が期待できるとは思う。

アメリカでの実情はどうか。本書の初版では、本場アメリカでは、その効果に疑問符がつく事態になっていると書いた。軽度のうつ病に対して、抗うつ薬に負けないくらいの効果があると考えられてきたが、じつは、あまり効きがよくない、ましてや重症のうつ病にはほとんど効果がない、といったデータも当時出てきたばかりであった。

当時でも、メタ解析では、うつ病にCBTはそれなりに効果があるといちおう出ていた。だが、厳密な検証をしないと、はっきりと効果があるとはいえないのではないかという指摘も、「アメリカン・ジャーナル・オブ・サイキアトリー」（2003年）に出て話題になっていた。

NIMH（アメリカ国立精神衛生研究所）のTDCRP（うつ病共同研究プログラム）やTADS（思春期の大うつ病性障害を調べる大規模無作為臨床試験）という二つの大規模な介入研究で、ショッキングな結果が示された。それは、CBTのうつ病に対する効果は、プラセボと変わらないというものだった。

あくまでも効果が認められたのは、抗うつ薬と併用する相乗効果と、抗うつ薬だけ飲んでいるよりは、服用中止後の再発率低下には役立つというものであった。

アメリカ人のソーシャルワーカーに、こんな話を聞いた。

「CBTはエステのようなものだ。そりゃあ、やればたしかに美肌にはなるけれど、値段も高いし、誰もが気軽に行けるものではない。ないよりはあったほうがいい程度の存在だ」

とくに当時は、「オバマケア」（アメリカのオバマ政権が推進した医療保険制度改革法）も始まっておらず、そもそも国民の6人に1人は無保険者で、そのうえ、健康保険に入れても条件が厳しい。CBTをカバーするような保険なんて、普通では入れないといわれていた。

CBT目的の入院をすると、アメリカでの請求額は1000万円

そもそも、CBTの人気が必ずしもそこまでないという話も、アメリカの患者団体のメンバーが話していた。不人気の理由は、まずコストの高さにある。アメリカの民間医療保険システムHMO（健康維持機構）では、大半のケースでCBTは保険適用にならなかったといわれていた。

日本でも、保険でなくて心理士だと、それなりの水準のカウンセリングを受けるには最低でも数千円程度で、一流だと1回1万円前後は必要といわれており、患者の多くが、「それならけっこうです」とあきらめがちなのと一緒だ。

ハーバード大学の関連病院で1カ月間のCBT目的の入院をすると、1000万円の支払いを請求されるそうで、入院患者はアラブと中国の富裕層しかいなかったとも聞く。

保険に強制加入させられる「オバマケア」後は、法律も整備され、CBTも庶民の手が届くところまできたのだろうか。ただ、細かな約款があり、受けられるサービ

スにはハードルが幾重にもありそうだ。アメリカでは、加入している健康保険がカバーしてくれていればCBTは受けられる。

ただ、民間保険だと、契約していればすぐに保険会社が払ってくれると思ったらそうは甘くない。契約にもよるが、通常の保険であればCBTの場合、先に年間500〜5000ドル（7万5000円〜75万円）の自己負担分をまず自腹で払ってからでないと、保険会社からの支払いはないというところも少なくない。

アメリカ最大手の医療保険会社Athena社は、原則、CBTありの契約をしていても、州によってはカバーされておらず、健康保険なしであれば、通常は45分のセッションで100〜2000ドルを20セッションまで自腹を覚悟したほうがいい、とホームページ上でご丁寧にアドバイスしている。

また、保険契約ではカバーされているのに、心理士がその保険会社の利用を拒否することも多いのだとか。保険会社の大半はこの10年から20年、心理士への支払額を増やしていないため、物価の跳ね上がるアメリカでは、そんな以前の相場ではやっていけないと、「その保険、無理です」と断られるのだとか。

それどころか、心理療法への支払い額は最近、値下げが進んでいる。アメリカの医療保険はトラブルも多く、まともに支払われるとしても、1日や2日、なかには1週間、何度もたらい回しにされたり、病院と保険会社のあいだで何度も電話をさせられたりといった事務上の不備も、よく聞く話ではある。メンタル不調時にはきつい。

アメリカとイギリスではCBTの考え方がこんなにも違う

心理療法は、アメリカでは多くの患者にとって金銭的・時間的負担が大きく、また実際に熟達した治療者数も限られており、保険会社の支払いも実情は相当に渋い。16セッション程度の〝短期精神療法〟といえども、本音では嫌がられている。

また、実際には、そもそも重症のうつ病患者にとっては、無料であっても週1回のペースで16回も通うのは困難だとも指摘されている。

すでにふれた「STAR*D」でも、オプションの一つとして、希望すれば無料で一流治療者からCBTを受けるチャンスがあり、CBT希望者はかなり多いと予想された。

だが、フタを開けてみると、CBTの選択者はわずか1割にしかすぎなかった。アメリカ人の多くは、CBTはガイドラインで推奨されているような「薬にかわる治療」とは認識していないようである。

イギリスは、アメリカとは違った発展を見せている。臨床心理学者デービッド・クラークが陣頭指揮をとってすすめているのが、IAPT（アイアプト）プロジェクトである。誰もがエビデンスに基づいた心理療法を、待たずに容易に、平等に受けられるアクセス向上をめざして、「1万人のCBT治療者の育成」をスローガンに国策として立ち上げたのである。

2008年に開始され、すでに10年以上が経過し、NHS（国民保健サービス）のレポートを読むと、2021年度で9852人のIAPT治療者が誕生しており、めでたく2022年度には目標の1万人CBT治療者が誕生となる。

現在、うつ病には、CBTも含めて5種類の心理療法が受けられ、また不安症にも対応している。NHS報告（2019年）によれば、年間160万人の患者がGP（かかりつけ内科医）から依頼され、そのうち89パーセントの患者が6週以内に治療が始まり、うつ病や不安症の患者の52パーセントが「回復」にいたったというすばらしい結果が報告されている。

「2009年の段階は37パーセントだった回復率が、いまや国の目標50パーセントを超えたことを誇らしく思う」

とクラークみずからが語っている。

こういった取り組みに、権威ある科学雑誌「ネイチャー」は、IAPTをメンタルヘルスの治療サービスとしては世界一と絶賛し、OECDも他国が参考にすべき先進的な精神保健制度であると評している。

IAPTでうつ病が回復するのは氷山の一角にすぎない

世界中から大絶賛のIAPTの実態はどうなのか。誰もが1万人を超えるCBT治療者からすばらしい治療を受けて、薬に頼らずに完治・根治しているのだろうか。どうやらそれほどきれいごとではすまされないようだ。

IAPTでは、まず事実上、脱落した参加者を、心理療法完遂者として扱っているとの批判がある。2セッション以上の参加があれば完遂と見なしている。また、2021年度のデータによれば、まず、IAPTに紹介された患者の約3分の1で治療そのものが導入すらされていない。

晴れて治療開始となっても、その38パーセントが1セッションを受けただけで終わっていた。紹介されても、半数以上の57パーセントがレースのスタート地点にすら立っていなかったのだ。

そして、そのレースも、最低2セッション参加すれば「完走扱い」というゆるい基準だ。もし、こんなことが骨折後のリハビリであったら、大問題になる。

IAPT参加者の平均セッション数は7・5回で、NICEがうつ病や不安症に必要と推奨する12〜20回を大きく下まわっている。IAPT治療者が特別優秀だからか。そんなはずはない。

IAPTでは、評価に、PHQ-9（こころとからだの質問表）といううつの自記式尺度と、GAD-7（全般性不安障害尺度）という不安の自記式尺度を採用している。そして、PHQ-9で27点満点中の合計点が開始前より6点以上、下がり、最終的にうつ病水準の境目といわれる10点を下まわれば、「うつは回復」と判断される。

GAD-7で21点満点中、合計点が開始前より4点以上減り、病的水準の境目といわれる8点を下まわれば、「不安は回復」と判断される。この基準で50パーセント以上の患者が回復にいたったと豪語しているが、そもそも、これは大変問題のある評価方法である。

本当は疾患の効果判定は、「治療のおかげで、ほぼ以前の元気なときの自分にもどれたか」という質問に、何割が「イエス」と答えたかということが重要なのだが、そういった質問や評価はなされていない。

通常の研究では、回復の定義は、少なくとも半分の患者が、病気の基準を満たさなくなったというレベルまで到達することとしている。うつや不安の点数の低減だけで、「回復を達成した」というのは言いすぎである。本当に回復した患者は、IAPTの回復者のなかではひと握りにしかすぎないのだ。

鳴り物入りで始まったIAPTはなぜ不人気なのか

IAPTは現在、鳴り物入りのテコ入れを行うと発表している。カウンセラー全員を訓練して、AI（人工知能）でどの患者がどこの治療を受けに行くべきかをマッチングさせようとしているのだ。

現場では、治療者は心理セラピーだけではなく、膨大なデータ入力業務に追われて困惑しているようだ。

AIを提供するリンビック社は、

「AIがコストを削減し、スタッフの時間を解放する」

と、のんきに主張している。

だが、クライアントが本当に臨んでいるのは、科学的根拠のないAIのマッチングよりも、目の前のセラピストに話を聞いてもらうことのはずだが、そちらへのテコ入れの予定はない。なぜなら、「うまくいっている」と自画自賛しているからだ。

不人気の理由には、GPから紹介を受けて、うつ病などでCBTなどの心理療法を希望してもすぐには受けさせてもらえないことにある。

精神科医でも心理士でもなく、診断の訓練すら受けていないPWP（心理的健康プラクティショナー）から30分間の電話評価を受け、それぞれの症状にあわせて、「低強度」と呼ばれる読み物や教育的なウェブページの閲覧を提案される。

その後、いわゆる治療アプリのコードを教えられ、

「楽しいことをすれば気分が晴れる」

「運動をすれば元気になる」

といったアドバイスを中心に、6時間までの低強度支援を受けることになる。

そして、その低強度CBTでどうしてもよくならなければ、認定セラピストによる1対1の高強度CBTなどの心理療法にステップアップが許される。

そもそも、この電話評価が、素人同然のスタッフによる事実上の診断行為になるのではないかという疑念が出ており、病名がわからなければ、どのCBT（うつ病のか、パニック症のか、強迫性障害のか、PTSDのか）が適しているのかわからないから、というのが根拠だ。

万が一、患者が自殺したら、その責任は素人同然のPWPに負わせられるのか。また、きちんとCBTが行われているかという質的確認が第三者によって行われていないため、本当に正しいCBTをやっているかも未知数だ。

ちなみに、助言役のPWPと、本当のCBTを実践する高強度治療者の比率は、6対4である。つまり、CBT治療者は1万人とはいっても、6000人は、私たちが理解しているCBTをまったくやってくれないのだ。

CBTの効果自体が過大評価されすぎた

最大の問題は、IAPTの結果は前後比較だけで、対照群が設定されていないことである。統計学では「平均への回帰」と呼ぶが、はじめはみな最悪に近い状態で来るので、その後は、黙っていてもスコアは普通よくなる。セラピストが毎回会ってくれるだけでよくなっているかもしれない。

また、患者の記入した尺度は治療者に見られるため、治療者に忖度してよい結果を書くこともありうる。自記式尺度の限界である。これが本当に大成功といえるのか。

IAPTにかぎらず、CBTの効果が過大評価されすぎという意見もある。多くのメタ解析は、これまで高い効果を示してきたが、少なくとも成人うつ病については、どうやら都合のよい結果が公表されやすい傾向にある。

カイフペルス教授は、効果量では、対照群に対して偏差値で6・7くらいの差をつけられると思われていたCBTだが、出版バイアスの影響を取り除くと、偏差値的には4・2程度の差しかつけられず、NICE基準で臨床的に意味のある5に届かず、過大評価されてきたと言及している。

さらにいうならば、そもそもがCBTも含めた心理療法のRCTは、真の意味でのRCTとはいえないという立場もある。BAP（イギリス精神薬理学会）は、ガイドラインのなかで、心理療法のRCTは薬以上にバイアスが大きくあてにならない、と明確に批判している。

対照が、通常治療群とか待機群が多く、薬の研究もかなり問題が多いものの、心理療法の臨床試験は、薬以上に厳密な検証などはできないと、身も蓋もない言い方をしている。まず、心理療法というのは、いろいろな要素から構成されているわけで、どこが効いているかがあやふやで、そもそも厳密な臨床試験は成立しないのだと。

本来のRCTは、治療者も患者側も、どちらの治療を受けているかわからなくする二重盲検がなされていないと厳密とはいえない。

だが、心理療法では、それは無理である。ゆえに、CBTでエビデンスなどといわれてきたものは、RCTではなく、「統制（Cの部分にあたるコントロール）のないただの介入比較」にすぎないというのだ。

抽選で待機群になる場合は、外れておもしろくないという不満で、実際の治療がより理想化されて高い効果が出てしまう。また、心理療法は、副作用については過小評価されすぎているとも言及している。新薬開発と比べると、資金援助が少ないので研究が小規模になりやすく、これも決定的に信頼性を落とす。

心理療法は、どれだけ忠実にマニュアルにしたがってやったかという治療遵守性も重要な要素だ。ありていにいうと、研究者は正直、自分たちの開発した心理療法によく効いてほしいわけだから、治療効果に意識的か無意識かは別として、その〝スケベ心〟が影響として出てしまう。

自分たちの心理療法が有名医学雑誌に載ったり、ガイドラインで推奨されたりすると、結果、その治療のワークショップや研修の実施で私腹は肥える。そこはしっかり利益相反で明確化しなければならないが、現在は製薬会社との関係性開示などと比べると、そこまで厳密ではない。

実際、IAPTを礼賛するメタ解析の2020年の論文では、著者全員が「利益相反なし」と書いているが、IAPTのプログラムディレクターが共著者におり、ゴリゴリの利益相反だろうと、そのルーズさにも批判が集まっている。

傾聴・共感の力を極めるには長期間の修業が必要

いまだにカウンセラーは、ただ話を聞き、共感することに徹するアプローチをとる人が多い。「カウンセラーはアドバイスをしてはいけない」と信じきっているカウンセラーも少なくない。

たしかに、話を聞いてもらうだけでガス抜きができて、気持ちが楽になることは誰しもが経験する。患者であってもカウンセラーに愚痴を言ったり、話を聞いてもらったりして、自分のペースが取り戻せるなら、そういったカウンセリングにも大きな意味がある。

傾聴・共感は患者の根幹の本音、奥深くの気持ちを聴き出し、それを的確に表現させることができれば、じつはほかの治療に負けない究極の高い効果を発揮するとさえいえる。ただ、その水準の聞き手になるには正直、CBTをマスターするよりも、はるかにセンスと長期間の修業を要する。

傾聴・共感は重要だが、力もないのにだらだらと話を聞いて、患者の表面的な不安を取り除くくらいであれば、まずは効率的に症状回復の近道となるCBTなどの方法論に、エビデンスのあるやり方を試すことも選択肢であろう。

第9章
精神科薬に頼らずにできること

薬物療法以外の治療法を考える必要性

日本において、精神障害が治らないのは、複合的な原因によるといえる。患者個人のレベルでできることはないのか、どうすれば早く治すことができるかを考えることも重要だと思われる。

もう一つ、根本的な問題が残っている。それは、精神科にかぎらず、1人当たりにかけられる医療費がすでに限界に近づいている、もしくは限界を超えていることだ。

現在、日本ではうつ病に苦しむ人が増えているが、日本にいるうつ病の患者のうち、精神科に通院しているのは、わずか5分の1にすぎないといわれる。つまり、うつ病患者の5人に4人はきちんと治療を受けていないのである。

では、うつ病に悩む人全員が精神科を受診し、抗うつ薬を飲んだり、将来、心理療法が医療保険化されて奇跡的に拡大し、みんながそれを受けたりしたらどうなるか。すでに外来受診数がＯＥＣＤ平均の約2倍という日本の医療は、まちがいなくパンクする。

そもそも、現時点で医師が足りないのだから、増える患者を診られるわけがない。各々の自助努力の大切さについては、建設的な議論を多方面にわたってすべきなのかもしれない。

軽症うつに対する薬物療法は効果が期待できず、有害事象も多く、現実的ではない。だから、いまだに薬物療法を中心とするわが国の精神医療の枠組みとは、異なるアプローチの検討が必要になる。

しかし、非薬物療法というとすぐに名前のあがるCBTも、それほど楽観視はできず、消化不良気味であるようだ。

今後、行き詰まったときに、どんな選択肢があるのだろうか。ここでは自助も含む新規の試みについて述べてみたい。

磁気刺激療法のメリットとデメリット

効率よく精神疾患を治療し、医療費を節減できる可能性があるものとして、欧米ではさまざまな新しい治療法が考案されている。

その一つが、アメリカ発のrTMS治療（反復経頭蓋磁気刺激療法）である。これまで一般的であった抗うつ薬による治療法ではなく、磁気刺激で脳の特定部位を活性化して脳血流を増加させ、低下した機能を元にもどしていくというものである。

副作用が少なく、安全性が高いのが売りで、治療期間も3〜6週間程度と短い。これまで薬物療法で改善が見られなかった患者にも効果が表れることがわかっている。麻酔などの処置がなく、1回3〜20分ほどの磁気刺激をするあいだは、ほとんどリラックスした状態で治療を受けられる。

「STAR*D」では、最初の抗うつ薬でよくならなかったうつ病患者が、その後、第2段、第3段の効果増強の試行錯誤を経てもだめだった場合、第4回の薬の工夫でよくなる確率はわずか6・9パーセントしかないことが証明された。

それに対して、rTMSでは、同条件でも51パーセントの確率で改善が期待できる可能性があるという研究が示されている。ただ、厚生労働省は、こんな治療が普及すると医療費の高騰が目に見えているためか、制約が多く、保険診療では一部の医療機関だけにしか認めていない。また、薬でよくならなかった治療抵抗性うつ病患者にしか認めていない。

基本的なrTMS療法は、1日40分ほどのセッションを週5日、3〜6週間（最大30セッション）は続ける必要があり、時間がかかるのがネックとなっている。そのため、現状では、自由診療では毎回数千円から1万円を超える私費を投じなければ受けることはできない。

そして、最大の難点は、再発率の高さである。考えてみれば、電気痙攣療法と同じ機序なので、理屈としてはさもありなんではある。実際には、寛解後、36パーセントが再発し、終了後、1カ月以内に再治療がスタートしており、63パーセントは1年後にも寛解を維持するといわれている。

だが、これは維持療法として使われる抗うつ薬が併用されている場合の効果であって、薬を飲まなければ抗うつ効果は減弱し、終了して4カ月後には効果は消える、とメタ解析でも証明されている。

そうであれば、最初から薬を飲んでいればよかったのか。それともやはり、うつを脱するには、よくなったのを維持するより、パワーのある治療が必要になるのか。これからの検証を待たなければならない。

セルフヘルプとしてのサプリメント

自助として期待されているのが、サプリメント（栄養補助食品）や腸活も含めた栄養療法や、読書療法、運動療法、それにインターネット精神療法といった「セルフヘルプ」（自助）と呼ばれるものである。

とりわけ、ヨーロッパ各国はセルフヘルプの推進に熱心だが、そうした方針をとるようになったのは、やはり医療費が限界に近づいていて、セルフヘルプに節減効果が期待されているからである。精神疾患にかかった人が、薬を飲む前に手軽に試せるセルフヘルプの筆頭が、サプリメントである。

「精神疾患にサプリメントは効くのか」という疑問をもつ向きは多いかもしれない。だが、サプリメントは、世界の主要国の治療ガイドラインでも精神障害の治療方法としてすでに推奨されている。なかでも、抗うつ薬に負けないくらいの効果が証明されているのが、ハーブの一種であるセントジョーンズワート（セイヨウオトギリソウ）である。

セントジョーンズワートは、ヨーロッパではドイツを中心に長年、心の病気の治療に使われてきた。とりわけ、うつ病には、症状が軽ければ抗うつ薬と同じ程度の治療効果があることが、コクランレビューのメタ解析でも示されている。一方で、アメリカの大規模試験では、SSRIとともに、「うつ病に効果なし」という結果が出ている。解釈が難しいところだが、うつが軽ければ試す価値はあるかもしれない。

また、ビタミンB群の一種で、レバーや納豆などに多く含まれる葉酸は、かつてはビタミンMとかB_9と呼ばれ、とくに女性ではメンタルによい影響をもたらすことがわかっている。

葉酸は、単独でも抗うつ効果のあることがメタ解析で示されている。とくに近年は、人工葉酸（folic acid）では効果がなく、天然葉酸（folate）では抗うつ効果があると出ているので、サプリメントとして購入する際にはそこまで留意したい。

また、葉酸はなぜか女性だけ抗うつ薬の効果を高めることも知られていて、抗うつ薬への反応が悪い患者が葉酸を一緒に摂取することで、反応率が向上したというRCTによるエビデンスもある。

ある製薬会社の抗うつ薬のパンフレットに、「バナナを食べよう」というコピーが掲載されている。これは、薬と一緒にバナナを食べることで、バナナに多く含まれるトリプトファンという物質がセロトニンの材料になるという根拠に基づいたものである。

事実、イギリスで最も有名な精神科病院であるモーズレー病院が作成し、精神科薬の世界的なバイブルといわれる「イギリスモーズレー病院処方ガイドライン」にも、トリプトファンはうつ病に対してきわめて効果的であると書かれている。

一方、最新のメタ解析では、トリプトファンは亜鉛やビタミンCと並んで効果があるとはいえないという結果になっているようだ。ややこしいのは、トリプトファンから「幸せホルモン」などといわれるセロトニンをつくるのに必要な酵素のS-アデノシルメチオニンについては、メタ解析でも効果ありと示されている。

そのほか、EPA（エイコサペンタエン酸）やDHA（ドコサヘキサエン酸）といったオメガ3系脂肪酸も、欧米ではメンタル用のサプリメントとして一般的に使われている。うつ病へのメタ解析も証明されているうえ、最近では、難治性の双極性障害や統合失調症の再発を予防する効果があることが、アメリカの大規模調査などで認められている。

個人的には、うつ病については、これまで私はさんざん使ってきたが、それほど効果を感じることはなかった。抗うつ薬が使いづらい双極性障害のうつ症状に対しては、メタ解析でもエビデンスが認められてガイドラインに載るほどで、私も積極的に処方しているがまあまあ効果を感じることは多い。

ほかにも、メンタルではミネラルが注目されている。たとえば、その代表は鉄だ。鉄とはいっても普通の血清鉄（Fe）ではない。また、ヘモグロビンなども正常で、これまで貧血と指摘されたことがない人でも低下していることがしばしば散見される。このような「隠れ貧血」では、血清フェリチンと呼ばれる貯蔵鉄の指標がメンタルには影響するとされている。

言い換えるなら、血清鉄が財布とするならば、フェリチンは銀行口座の預金残高にたとえられる。財布に万札があふれていても、家の預金がゼロでは金持ちとは呼べないのと近い感覚である。

鉄欠乏は、不眠の原因になるムズムズ脚症候群や、抗精神病薬の副作用であるアカシジア（静座不能症）といった症状の原因やリスクとなることも知られており、うつ症状そのものにかぎらず、主治医と相談してチェックしてみるとよい。

漢方薬は正しく使いたい

東洋のハーブといえば漢方薬である。半夏厚朴湯（はんげこうぼくとう）や加味逍遥散（かみしょうようさん）などといった漢方薬は、代表的なものの一つだが、本格的なうつ病のレベルまでいった場合には、漢方薬だけというのは危険である。

主剤は抗うつ薬が適応だと思うが、それほど重度ではない段階では効果が期待できることも多い。

使い方としては、軽いうつ病では主役として漢方治療、うつ状態が深刻になるほど、脇役として抗うつ剤の効果の足りないところを補強し、抗うつ剤の副作用を軽減するのが一般的である。漢方薬は、不安や不眠、身体不定愁訴にも使い勝手がよい。

ただ、気をつけなければならないのは、うつ状態が悪化して職場に行けなくなっても、いつまでも漢方薬ばかりが漫然と使われることだ。漢方薬のみで飼い殺し、そのまま泣く泣く退職にいたるケースも少なくない。また、漢方薬は正しく使われなければならない。

日本漢方生薬製剤協会の調査によれば、なんと漢方医学にしたがって正しく漢方薬を処方している医師は1パーセントだけで、84パーセントが病名投与（頭痛だから何、不眠だから何）で治療を行っていると回答している。

漢方医学にのっとらない薄っぺらな病名投与は、たとえ短期的に効いたとしても、長期的には体にあわないものを飲みつづけることになる。これは有害なので、漢方医学では決して行ってはならないとされている。

たとえば、有名な漢方薬に葛根湯がある。漢方のことがわかっていない医師でも、風邪を引くと処方する。しかし、伝統的中医学では、葛根湯は、寒がり、頭痛、背中が凝っている、無汗の風邪にはあうが、高熱、汗が多い、のどが腫れて痛みなどがある風邪にはあわないとしている。

繰り返すが、漢方薬には副作用があるうえ、体質にあわないものを長期で飲むことの弊害はさまざまある。体質を無視した病名投与での医療事故も報告されている。たとえば、肝障害を生じている場合には、西洋薬よりも死亡率が高いという前向きコホート（母集団）も発表されているほどだ。

好きなこと・楽しいことをやるのは最強の抗うつ治療

第8章で、イギリスのIAPTを批判的に書いたが、それはいまの発表における取り繕いの姿勢が不誠実だと批判しているのであって、国をあげて非薬物療法にチャレンジしているのはすばらしい試みだと私自身は思っている。

認知行動的アプローチのなかでも最強の抗うつ治療は、好きなこと、やりたいことをやれば、うつ病がよくなり元気になるという、専門的には「行動活性化」と呼ばれるものである。

これは、うつ病の治療で有効性が最も実証されている心理療法の一つとされ、WHOのmhGAPマニュアル（すべての人が適切な予防、治療、リハビリなどの保健医療サービスを、支払い可能な費用で受けられることを目的とするプログラム）においても、うつ病に対して推奨される心理療法とされている。

たとえば、大人のうつ病では、手のこんだ本格的なCBTよりも、簡便な行動活性化療法の効果が劣らないことが、「ランセット」で報告されている。

この原理はきわめて簡単だ。日常生活のなかで、楽しみや達成感を感じる行動の種類や頻度を増やすことで、徐々に気分が改善していくというアプローチである。そんなことは当たり前じゃないかと思うかもしれないが、メンタルが不調だとその当たり前のことがなされずに、ポジティブな気分になる行動が減ってしまう。

結果的に、ポジティブな刺激が減ることで気分が落ちる悪循環になるのを、逆回転させるという発想の転換である。「コロンブスの卵」のように、わかれば簡単だが、行動縮小の泥沼状態に気づけないと悪循環が進んでしまう。

ただ、注意点がいくつかある。一つは、いくら楽しい行動とはいっても、自制することができないものには手を出さないほうがよい。

たとえば、アルコールとかギャンブルといった依存性の強いものは、とても危険である。また、おいしいものを食べる、ショッピングなども、人によっては過食癖がついたり、買い物依存に陥ったりするリスクが高い。恋愛なども、かえって振りまわされてメンタルが不安定になることが多い。ネットドラマやゲームなども、はまると止まらなくなり、夜ふかしの原因や生活リズムの乱れになることが懸念される。

このように、やることを選ぶとき、自制できない人はやめておいたほうがよい。

そのため、もう少し健康的で無難なもの、自分でコントロールできる自信のあるものを選択肢とする必要がある。

もう一つあげると、双極性障害のうつ状態、もしくは双極性障害寄り（双極スペクトラム）のうつ病の人は、気分が上がりすぎたり、やりすぎに陥ったりするリスクがある。

また、過労によるバーンアウトを契機にうつ病になったような人も、もともと油断するとやりすぎのクセがある人が多いので注意が必要である。とくに双極性障害の場合には、必ず一人ではやらず、主治医などと相談のうえで行うようにしたい。

逆に、ポジティブな感情の感度が悪化しすぎて、何をやっても楽しめないとか、やりがいを〝1ミリ〟も感じない、そもそも第一歩を踏み出せないという場合には、専門的なコツを知りつくしたCBTの専門家などと相談するとよいだろう。

低強度として、患者どうしがグループをつくり、ときには専門家を招いてCBTのレッスンを受けるグループ療法が盛んに行われている。たしかに、個人カウンセリングは料金が高いため受けられないが、本を読むだけではちょっと心許ないという境遇にある人たちが集まって、グループCBTや病気の勉強をすることは、軽度から中等度の症状であれば一定の治療効果が期待できる。とくに、アルコールやドラッグを中心とした多くの依存症やトラウマ体験者などでも、効果が認められているものが多い。

グループセラピーのメリットは、もろもろの知識の取得に加え、他者の価値観にふれて思わぬ気づきを得たり、仲間意識が互いを支え合う勇気を育んだりするところともいわれている。

費用対効果の高い読書療法

読書は、軽度から中等度のうつ病であれば治療効果が期待できることが、数多くの研究で証明されており、メタ解析でも示されている。実際にはCBTをベースにしたものが多いが、その基準は、どれだけ気持ちが楽になるか、そして症状が改善するかである。

たとえば、聖書を読んで楽になれるのであれば、それも治療効果があるといえるし、自己啓発の本を読んで元気になれるなら、それはそれでいい。

アメリカでは、シリーズも含めると500万部を超えるベストセラーとなり、アメリカの専門家向け全国調査ではうつのセルフヘルプ本のトップに推奨された『いやな気分よ、さようなら――自分で学ぶ「抑うつ」克服法』(デビッド・D・バーンズ、野村総一郎ほか訳、星和書店)や、日本では『こころが晴れるノート――うつと不安の認知療法自習帳』(大野裕、創元社)などが人気があるようである。

ただ、なかには、弱っている患者をミスリードする有害なものもあるので気をつけたい。かぎりある時間を有効に使い、症状を悪化させないためには、やはり医療効果が検証され、治療効果を高めるといわれるCBTなどの本を推奨するべきである。

インターネット認知行動療法のパラドックス

セルフヘルプの先進国イギリスが、近年、力を入れているのが、治療アプリも含むiCBT(インターネット認知行動療法)である。すでに2001年の段階で、不安障害の第1選択は薬物療法ではなく、より効果の高いCBTがあげられ、コンピュータか、セルフヘルプマニュアル(読書療法)を使ってもよいと記載されていた。

現在、広がりを見せているのは、オンラインでのiCBTであり、うつ病やパニック症、恐怖症、社会不安症、PTSDなどに効果が期待できる。また、強迫性障害や過食症、ギャンブル依存などさまざまな領域での治療効果なども報告されている。

セルフヘルプによって病気を未然に防いだり、症状が改善できたりすれば、もちろんそれに越したことはないが、もしそこまでは無理だとしても、メリットはほかにもある。読書療法やiCBTを経験した人は、少なくとも治療に関する知識はもっている可能性が高いため、そこに心理士が介入したり、医師が薬物療法を施したりすれば、治療の効率は格段に高まる。

また、これらのセルフヘルプを実践した患者は、治療者を見る目も肥えるだろう。たとえば、「この先生はわかってやっているな」とか、「このカウンセラーは、よくわからずに、ただ話を聞いているだけだ」と。

近年、話題になったのは、若者の自殺が多かったニュージーランドのオークランド大学で、精神科医チームによって開発されたロールプレイングゲーム「SPARX」である。このゲームはCBTの考えに基づいており、患者が主人公のアバターとしてバランスの崩れた世界を救うというストーリーが展開される。その世界を救う過程でCBTを学ぶのだ。

エビデンスが示された先進的なゲームで、壮大な世界観が描かれ、ビジュアルも非常にきれいで、国際連合やユネスコによる賞を受賞し、世界中に広がった。だが、残念ながら、ゲーム自体は評価が分かれ、そこまでブレークはしなかったようである。興味のある方は、ぜひ体験してみてほしい。

一世を風靡(ふうび)した「ポケモンGO」については、2016年に麻生太郎財務大臣（当時）が、「精神科医より漫画のほうがよほど効果が出る」と語ったとも報じられている。

実際、先行配信されたアメリカでは、自閉症の子供が「ポケモンGO」を始めたとたん、外に飛び出し、知らない相手と情報交換やハイタッチまで交わすなどのうれしい変化が現れたことを受け、「息子にとっては殻を破るきっかけとなった」という記事（「ダイヤモンド・オンライン」）も紹介されている。

私の患者でも、寝たきりのうつ病の患者が外に出られるようになったというケースは何人かいた。逆に、やりすぎて脱水になり、救急車で搬送された患者もいたが、そのパワーには驚かされたものだ。

こういったVR(仮想現実)やAR(拡張現実)、そしてゲームを活用した治療は、ますます発展していくと思われる。国内でもメタバース(VR空間)を使ってのグループCBTの抗うつ効果が学会報告されており、非常にユニークな試みだと思われる。話題になった治療アプリの研究では、日本でも禁煙セラピー用が医療機器として承認されたり、メンタルでもADHDのアプリが医療機器として承認されたりするなど、メンタルにおけるiCBTなどがこれから盛んになってくる可能性はあるだろう。

しかし、少なくともメンタルにおいては、治療アプリ単独での効果は、どうやら過大評価だったのではないかという議論が専門家のあいだでは盛んになっている。治療アプリを含むiCBTは、すでにiCBTが公的医療に組み込まれたイギリスや北欧でさえ、実地では期待されたほどには普及していないからだ。

公平性を重視する厚生労働省は、これまで心理士を国家資格にすることに慎重であった。その理由の一つが、医療費増大の問題に加え、地域格差が生じるのを避けたいという事情も大きかったといわれる。

心理士を国家資格にすれば、腕の立つ優秀な有資格者は当然、東京や大阪などの都市圏に集中する。都市圏の患者だけがメリットを享受し、腕の立つ心理士が相対的に少ない地方の患者は置いてけぼりを食う可能性が高い。「日本は全国どこでも同質の医療を受けられる国」という建前がある以上、そうした地域格差があってはならないのである。

iCBTや読書療法などは、それらの優れた治療リソースが自己学習した患者のリテラシーやレベルを上げることが期待される。そして、賢い患者となることで、治療者に対して突き上げるかたちで治療者のレベルも必然的に上がっていくという教材ドリブンなボトムアップ効果をめざしている。

私もこれには賛同で、実際、精神科医のユーチューブなどを見たという患者から、高いレベルの質問などが出てくると、ハッとさせられることもたびたびあるくらいである。

スタートからつまずいたわが国の遠隔診療

現在、地域格差をなくすという点で最も期待できるのは、オンライン診療である。これはコロナ禍の感染対策として医療へのアクセスを確保できるよう、遠隔診療の規制が時限的に緩和され、遠隔診療の利用者数が世界中で爆増した。

とくに、すでにオンライン診療の普及を計画していたイギリスでは、これを機に広がりが加速する方向に舵を切っている。アメリカでは、2020年4月にはすでにメディケアでのプライマリケアの半数弱（43・5パーセント）が遠隔医療で行われている（同年2月には0・1パーセント）。

そして、コロナ終息後は、遠隔診療のサービス拡大に向けて継続的に活用することが検討されている。遠隔診療サービスの一部恒久化が進み、遠隔診療はもはや対面診療の代替ではなくなってきた。医療へのアクセスの選択肢を増やすことにより、医療の発展的強化につながると考えられてきている。

イギリスではプライマリケアについても、2023―24年度までに、すべての患者がデジタル技術を活用してアクセスできるようになることをめざすなど、早い段階から一般診療におけるオンライン技術の活用が促進されてきた。すでに、ロンドンなどでは、NHS登録医師によるオンライン／ビデオ診療が可能である。

それに対して、日本では、遠隔診療はコロナ禍でも進まなかった。2020年7月の段階でも、遠隔診療の割合は14・6パーセントにすぎなかった。その最大の理由は、世界17カ国の調査でも、日本だけがなぜか遠隔診療の診療報酬を対面診療の7割まで値下げさせられたことが原因だったといわれている。

つまり、同じ診療内容でも、医療機関はほぼ一律に3割の収入が減るという奇妙な制度設計をつくったのである。これは、国民が新型コロナウイルスの感染症で通院先に困っているにもかかわらず、この国の厚生労働省の役人は、混乱に乗じて医療費を下げようという〝スケベ心〟を働かせたとしか思えない。

私には、「日本は何を考えているのか」という嘲笑が世界中から聞こえてくるようだ。いまさら一度決定した価格設定を改めて、通常診療と遠隔診療を同額に設定するなどということは、無謬性（むびゅうせい）を謳うプライドの高い役人たちにできるはずもないだろう。完全な失策を認めるようなものだからだ。

スタートからつまずいたわが国の遠隔診療は、諸外国に大きく遅れをとった。加えて、日本では、遠隔医療など広がっては困るという勢力が足を引っ張っているとも聞く。その最たるものが、デジタルリテラシーに欠ける年寄りの医師たちである。

とくに、地域に根ざしたベテラン医師のなかには、見立ても治療もよく勉強し、SNSなどを駆使する若い医師に客をとられるのではないかと脅威を感じ、足を引っ張っている人もいる。まさに〝老害〟ともいうべき事態かもしれない。

実際、コロナ禍のさなか、世界中でエビデンス心理療法は盛んに研究されていた。たとえば、全米の多施設でのオンラインCBTの研究では、オンライン心理療法をやっても、対面でも効果の差がなく、とくに注目されるのは脱落率が下がったという報告が多かったという点であった。

そのため、日本は遅れをとりながらも、世界的にはメンタルヘルスでもオンライン治療は大きく進むであろう。翻訳ソフトがさらに発展すれば、海外の治療を受けられる時代もそれほど遠くなく来るかもしれない。

裏を返せば、勝ち組医療機関には全国から人気が集中し、地の利だけで地域の第一人者であったという治療者には閑古鳥が鳴き、またそれらの評価も、一目瞭然にオンライン上でさらされる時代に入っていくだろう。

やる気を起こし、社会復帰を促進する運動療法

うつ病は、休養だけでは治らない。休養が第一といわれ、運動は控えるようにと指導されていた時代と比べると、大きなパラダイムシフトが起こったといえる。

まさに、20年前とでは隔世の感がある。これはいまでこそ、多くの方にとって常識かもしれない。もちろん、急性期には十分な休養をとることは有用であるが、それであっても寝たきりだけでは不十分な場合が少なくないのである。

現在、うつ病や双極性障害の患者は、薬物治療が一定の効果を上げ、いわゆる回復状態と呼ばれるにいたったとしても、完全に元どおりになるというわけではない。元気なときと比べると、なんとなく疲れやすい、集中力や頭の回転が完全ではない、意欲や興味・関心がまだ不十分、といった症状が残るといわれている。

言い換えるならば、薬物療法や心理療法でつらい気分は消えたものの、パワーやモチベーションが上がりきらない状態が続くことがあるのだ。

このあたりの残遺症状は、そもそも、なかなか薬物療法による効果が得られないという方も少なくない。そんな人の疲労を減らし、やる気を起こさせ、社会復帰を促進するものとして注目されているのが、じつは運動なのである。

軽度から中等度のうつ病の場合、メタ解析などでも運動には抗うつ効果があることは証明されている。実際には、ウォーキング、ヨガなどの有酸素運動があげられている。一方、無酸素運動であるランニングやレジスタンス運動（筋トレ）でも抗うつ効果は示されており、有酸素単独よりは、レジスタンス運動との混合がより効果が大きいこともメタ解析で示されている。

このあたりはダイエットと一緒である。あくまでも無理のない範囲でだが、まずは散歩からでも十分だと考えられている。なかには、抗うつ薬と同等の効果があるうえ、効果が表れるのは薬より運動のほうが早く、しかも再発率も運動のほうが低いという報告もある。薬より運動のほうが安上がりなのはいうまでもない。

これまでの効果検証では、週に2〜4回、1回20〜35分が目安というものが多い。さらに、ジムなどの室内で行うより、森林や公園などの緑や、海岸や川といった自然環境のほうが効果が高いという解析もある。

しかし、日本の水辺といえばヤブ蚊が多いし、「ちょうどいい季節」が失われつつあるいまの日本では、暑さによる熱中症対策や、逆に寒さへの備えが必要である。また、治安の悪さなども加味して、ベストミックスを検討していただきたい。

寝たきりやひきこもりのうつ病患者に、いかに体を動かすようながすかは、CBTのノウハウの一つでもある。

そもそも、オーバーワークの反動でうつ病になったような患者というのは、医師から、「家事でもしてください」と言われると、「せっかくだから」「できる自分がうれしい」「できなければいけない」と、1日ですべてやろうとする。

だが、それができたとしても、翌日はその反動でもっとうつ状態が悪化したり、何日も寝たきりになることもよくある。こういったときには、運動させるだけではなく、その際のペース配分をきちんと意識するように助言することが重要である。

うつ病だけでなく、なかなか治りがよくない慢性疲労症候群や、長期間、消えない慢性の痛みなどにも、その有効性が証明されている。

瞑想は大きな効果が期待できる

近年、世界的なブームともいえるマインドフルネスをはじめとした瞑想は、メンタルにも効果が期待されるものである。

医療としてのマインドフルネスは、禅を学んだアメリカ人の生物学者ジョン・カバットジンが、1979年にマサチューセッツ大学で仏教色を排し、現代的にアレンジしたマインドフルネスストレス低減法（MBSR）を始めたことが端緒となっている。

この新しい心理療法の基本理念は、道元禅師の曹洞宗にあったとされる。もとは「禅」だが、カバットジンは、「信じなくても効く」と説くように、マインドフルネスは宗教という文脈からは切り離されたものになっている。

とくに不安や心配には、瞑想は大きな効果が期待できる。マインドフルネスを活用したCBTは、うつ病の再発・再燃のリスクを低減し、残遺症状を緩和する。再発予防効果は抗うつ薬と同等という報告もある。これは瞑想がとくに、うつ病再発に関係するとされる「反芻（はんすう）」と呼ばれる、いわゆるグルグル思考を緩和させるからと考えられている。

一方、本格的なうつ病への抗うつ効果となると、マインドフルネスの効果は、現在の医学的見解では否定的である。これを裏づけるエピソードとしては、禅宗の最高峰の僧侶であってもうつ病で自殺した南禅寺の話に留意してほしい。

昭和58年11月、南禅寺派管長で道場の師家、勝平宗徹老師（室名、南虎室）が首を吊って死んでいるのが発見された。臨済宗で師家といえば、お釈迦様の法を継いだ人物として、お釈迦様と同格の扱いを受ける立場である。だが、その師家ともあろうお方が自殺したのである。このように重いうつ病は、やはりぜひ受診をしてほしい。

瞑想は大変すばらしいものだが、奥も深く、向く向かないも習得に関係する。単純に日常のメンタル改善に活かしたいという目的で、スキルを学ぶだけでいいという多くの体験者には、呼吸法で落ち着いたり、癒しの場の雰囲気に癒されたりしても、本来の目的である「ストレスフリーの覚醒状態」であるゾーンに近い精神状態にはいつまでも到達できず、迷走している方も多い。

マインドフルネスのいっている内容は正しく、センスのある人はすぐにそのすばらしさを理解し実践できるが、不健康な人ほど心の奥にロックがかかっていて、いつまでも楽になれない挫折者が少なくない。

そういう方は、CBTで手を動かしながら俯瞰するコツを習得してから、再度、あきらめずに瞑想に挑戦すると効果を実感できるようになる。

最終章
ダメな精神科医の見極め方

万人にとっていい精神科医は存在しない

「いい精神科医はどうやって見つければいいのか？」

という質問をよく受ける。

人間関係はすべて「縁」である。だから、あえていえば、「運がよければ」というのが究極の答えとなるだろう。

しかし、天命は如何ともしがたい。となると、いかに人事をつくすかということになり、次にあがるのは「コネ」だ。あなたがセレブだったり、医療関係に強力なつながりがあったりするならば、縦社会の医師の世界では、名医探しはまちがいなくそれが正解に近い。

だが、それもまた身も蓋もなく、答えとしては不十分だろう。結果、私は、

「残念ながら、簡単には見つからない」

と答えることにしている。

たとえ優れた精神科医がいても、診察を受けられるまでが大変である。いくら経

験豊富ないい医師でも、外科で手術するのと違い、すぐに患者を治せるわけではなく、時間がかかる。

そのため、きちんと患者を診て、治そうとする心ある医師ほど、新規の外来患者数はセーブすることになる。診察時間が限られている以上、患者が増えれば、1人当たりの密度は薄くなる。

必然的に、副業の多い医師は要注意だ。臨床よりも、「それ以外」に時間をとりたいタイプ、たとえば、研究熱心な学者肌や執筆活動に多忙な作家医師、テレビ出演などのメディアが好きなタレント医師、いまの時代だとSNS活動が活発な医師たちである。あと、自分の会社をつくって社長気取りの医師も、臨床に集中しているとは言い難い。

人気医師はつねに順番待ちであるがゆえに、大病院では、必然的に患者のつかない不人気医師のところにまわされるのが世の常だ。初診をコネなしで有名教授などに診てもらえたとしても、次回以降はその弟子の若手にまわされるのが茶飯事だ。

なかには、

「何があっても1回5分までと約束してくれるなら、診てもいいですよ」

と条件をつける有名教授もいる。

患者が精神科に行くのは、つらくてなんとかしてほしいからだ。だから、いくら名医であっても、重い患者ほど何カ月（ときには1年以上、2年先というところもある）も診察を待つのは難しい。しかも、こういう人気の医師はすごい名医なのかもしれないが、本当の力量は正直わからない。

週刊誌などで「名医ランキング」という特集がよく組まれるが、少なくとも精神科は参考にならない。特集に選んでもらえる処世術だけは備えていることは証明済みだが。なかには本当の名医もいるだろうが、御用記事では自分との相性はわからないし、この手の記事では取材先の悪口は書けない。

ある知人の記者は、かつて自身が医療ミスで危うく殺されかけた外科の大学教授を、「日本の名医」として取材し、その記事まで書かされたと憂いていた。

個人的には、開業したばかりのクリニックに行けば、自分にとっての名医に会える確率は高いと思う。青田買いである。自分の城をもったばかりで医師も張りきっているし、患者の少ない時期には感謝される。今後の評判にも影響するし、やさしくしようというモチベーションも上がるので、診療も丁寧になる。

若すぎず、年寄りすぎない、中堅以降の年代の医師であれば、新しい知識も治療経験もそこそこあり、いろいろな意味でバランスもよい。精神科医としての経験は最低でも10年以上はほしいところである。

一方で、若い医師には、「どうせ治らない」という先入観が少なく、若さゆえの情熱もあり、難しい患者に向き合うことが自分の成長の糧（かて）になるといった前向きさもある。こうしたフレッシュマン効果は、患者にとってよい効果を及ぼす場合もあるので、最初からハズレと決めつける必要はない。

このように、いい医師にかかることは、現実的には簡単ではない。そもそも、いい医師とは何なのかは曖昧で難しい。少なくとも万人にとっていい医師は、精神科医にはいないと思う。

社交スキルの高い精神科医はいるだろうが、それが技術と直結するほど精神医療は甘くない。結局、医師が患者のニーズを満たしてくれるかどうかであり、そうなると患者が何をニーズと思うかしだいということにもなってくる。

患者のニーズは、とくに精神科では多様だ。多くの患者の「眠れない」「憂鬱や不安で困っている」といった表面的ニーズは、ほかの科に負けないくらいにわかりやすいが、そこに潜在する、本来手当てされるべきニーズは、どの科よりもわかりにくい。どちらかといえば、後者のニーズは、患者にとっては扱われると不快感すら生じ、できれば蓋をしたままにしておきたいことすら多い。

たとえば、ひどい憂鬱気分の苦しさを訴える20代後半の女性会社員がいた。

「自分はADHDだと思うから、コンサータを処方してほしい」

と言う。

そうかもしれないが、少なくともこれまでの受診歴はない。いずれ落ち着いた状態でADHDの評価をするためにも、まずはうつ状態の改善を優先しなければならない。

しかし、同伴していた家族の話では、その患者はほどなくコンサータを出してくれるクリニックに転医した。ろくな検査もなく、初診で処方されたと聞く。うつ状態の改善にコンサータを使うのは本人のためにならないが、私は力不足で聞き入れてはもらえなかった。彼女にとってのその時点での名医は、きっとこのコンサータ医師であろう。

でも、もし私が患者なら、そんな医師の方針はまっぴらだ。とはいえ、苦しんでいる患者に、自身の本来求めるべき潜在的なニーズについて、短時間で理解してもらうのは酷な話である。

この患者の潜在的な問題は、先入観に引きずられて合理的に考えられず、苦痛な感情を受容できずにただただ逃れたいという耐性の低さ、これまでも都合の悪いことを先送りしてきた行動パターンにある。そして今回、先送りされたこの構造は、今後の彼女の人生において、問題のかたちを変えて繰り返すであろうと想像する。

名医に出会うためにも「賢い患者になる」ことが大切

名医を必要とする患者ほど、自分にとって誰が最高の名医かがはじめからわかりようがない以上、ゴールから逆算する答え探しは、かえって道を誤り、迷宮入りする。だから、消去法で見極めながら、最後に残った医師（それが結局、最初の医師だったということもあるが）が、「いまのところ最高の名医」というのを積み重ねる累積戦略しかないのだと思う。

そのためには、少なくとも消去法のための「目」を養う必要がある。

「賢い患者になりましょう」

そのヒントは、NPO法人ささえあい医療人権センターCOMLのこの言葉にあると思う。

本書で紹介した数多の「賢くないダメ医師」を反面教師としつつ、精神科医をとりまく背景状況を共有したうえで、現実の精神医療と精神科医の限界を知っていただくことが、「賢い患者になる」ことになにかしら役立つのではないかと考えながら書かせていただいた。

たとえば、抗うつ薬が開始されて日中に眠気が出ると、すぐに副作用だと考えて、処方量を減らしたり中止したりする医師は多い。もちろん、それも選択肢の一つだ。だが、眠気は当初、抗うつ薬の回復過程で出ることも多い。

逆に、そういった眠気は、そのあとの効きのよさと関係するとも報告される。もし、そんな知識を患者がもっていれば、医師に対して、「もう少しだけ同じで続けてみたい」という提案もできるだろう。

本書の初版を上梓した当時、こういった類の本は少なかったためか、ゴシップ精神科医などと揶揄されたようだ。だが、こうした底辺のような精神科医の存在を知らしめることも含めて、患者が「底辺のダメな精神科医」にあたることを回避する、ささやかな道標の一助となればと思って書きつづったことを思い出す。

では、あらためて、治せる精神科医とはどんな医師なのだろうか。

それは、本書で紹介してきた過去の精神医学（療）の歴史と同様に、試行錯誤、つまり仮説・検証・修正のサイクルをまわしつづける医師につきると私は考える。精神科医なりの治療観（仮説）は重要だが、硬直化して、そこにとらわれすぎる、仮説の修正不能な医師は、病理の浅いごく限定的な患者だけは治せるかもしれない。

しかし、ちょっとでも想定と外れると、たとえば「正しいのはエビデンスや教科書で、患者のほうがまちがっている」と本気で言いだす〝科学論者〟やドイツ精神医学信奉者のように、治療がピントはずれに走るリスクをともなう。

医師の治療方針と異なる意見を患者が口にしたとたん、「あんた、医者の言うことを聞けないの？」と説教を始めたり、「じゃあ、あんたが医者やりゃ、いいじゃない」とすねて嫌味を言ったりするような医師は論外だ。もし、患者が多少ずれたことを言ったとしても、柔軟な対話でうまく折り合いをつけてくれるのがいい医師だ。

ただ、患者の希望を尊重する姿勢は重要だが、患者の言いなりに薬を出す医師は〝薬の自動販売機〟であって、もはや医師とは呼べない。信じられないことに、世の中にそんな医師も少なくないのだ。

うまくいかなかったときに解決策の代案も出さず、飲んでいる薬も1ミリグラムも変わらず、ほかに何をするでもなく、漫然と患者が不調のまま半年、1年と経過しても、他人の人生時間の貴重さなど歯牙にもかけない〝時間どろぼう〟も問題だ。

ダメな精神科医を見極める5つのポイント

ここでは、うつ病での受診を例に、本書にも登場してきた問題精神科医たちを思い浮かべながら、どんな精神科医がだめなのかをあげてみよう。病気に苦しむ人たちが少しでも楽になるためのヒントになれば幸いである。

【その1】相性があわない、話があわない

どんなにいい商品でも、売り手がうさんくさければ購買意欲が萎えるのと一緒である。ビジネスによっては、商品に力があればお客さんは買ってくれるだろう。しかし、精神医療においてコミュニケーションは会話の潤滑油ではなく、治療の中核技術である。

精神科疾患は、患者の本音の気持ちを治療者と患者が、どこまで適切に扱えるかがすべてである。表層的な会話ですら嚙み合わない治療者では、その先に扱う必要のある、患者の心の深い問題など手に余ることは目に見えている。

一方で、人間だから、相性があわないことはある。その場合は執着せずに、ほかの医師にすみやかに切り替えるべきである。かわいさ余って憎さ100倍とばかりに罵倒したり、なかには主治医を襲うような凄惨な事件が起こることも考えられる。

執着を捨てる技術、これこそが精神疾患治療の根源的な部分であり、あわない医師とかかわって消耗するよりも、その気持ちの解消法も治療の課題と考えるべきである。そして、次の医療者との出会いにぜひ、エネルギーを注いでもらいたい。

近年、ASD傾向の強い精神科医も増えている。精神科医という職業にはあまり向いていない特性だと思うので、相性があわないようなら、基本はすみやかに変えたほうが無難だろう。

【その2】薬のやめどきを患者にまかせる

精神科医の能力を判断する基準の一つが、薬の処方である。それを知るには、

「抗うつ薬は、いつまで飲めばいいのか？」

と質問してみるといい。それに対して、

「自分で決めてください」

と答えるような医師は、100パーセント何も勉強していないといってよい。

あなたは、そんな「出口のない入り口」に入りたいだろうか。

もちろん、医学的に正しかろうが、患者がどうしても飲みたくない場合には、その医師の方針に反するものだとしても、それを尊重する姿勢があるかどうかも大事なことである。「よくなりましたね。じゃあ、すぐ減らしましょう」とか「自分のペースで適当に減らしてください」と言う医師も、同様の理由でだめである。

【その3】薬の出し方がおかしい

①何種類もの薬を出す

最初から薬を何種類も出す医師はあやしい。もちろん、病状によっては結果的に多剤になることはありうるが、最初から何種類も飲んでは、結局、何が効いているのかわからなくなってしまう。

うつ病でも、不安と不眠が強いと、抗うつ薬に加えて、「不安には精神安定剤」「不眠には睡眠薬」を処方する精神科医は多い。だが、抗うつ薬はうつ症状以外にも、自律神経症状全般に広く働くという意味では、その抗うつ薬が効けば、基本は不安も不眠も一緒に改善していく。

それでもどうしても睡眠の改善が不十分なときには、眠剤を加えることがたまにあるが、私はとくに初発患者であれば、いわゆるベンゾジアゼピン系安定剤はほぼ処方なしで何の問題もないと確信している。

パニック発作がある場合でも、呼吸の整え方を指導するだけで大半は対処でき、それでだめなら診療中に過換気を体験してもらって対処を共有する。

薬どうしの相互作用は、種類が増えるほど複雑化し、有害事象の危険性も増す。高齢者では6種類を超えると有害事象の発生頻度が大きく増加するとの報告がある。

在宅往診を受けていた70代の男性が、食欲不振と不眠、倦怠感が強く、多くの内科薬や認知症の薬に加えて、抗うつ薬や睡眠薬をいくら調整しても、いっこうに改善しなかった。ある日、いよいよ体力が落ちて、もはや何も食べられなくなったので、もう看取るしかないと薬もすべて中止したところ、その翌日から急に食欲が出てきて、夜も熟睡できるようになったという笑えない話は、実際に決して稀ではないのだ。

②薬の量がおかしい

毒と薬は表裏一体なので、多すぎる薬は有害だが、少なすぎる薬も、うつ病が「治らない」もしくは「復職失敗」の最大理由となっていることは知っておきたい。

使うなら効果が出るといわれる量までしっかり増やし、一定期間、十分量で効果がなければ、他剤で増強するか、すみやかに見切りをつけて、ほかの薬に切り替えるべきである。

効いているのか、効いていないのかわからないまま、だらだら飲みつづけるくらいであれば、中止すべきだと思う。かといって、薬を毎週のようにコロコロ変えるのも問題である。

③薬を過小評価しすぎ

研究では、うつ病で最初に使われたSSRIで寛解にいたった患者は、たった28パーセントだけであった。だから、せっかく飲んだのに効果がなかったのは運が悪かったのではなく、効いた人の運がよかっただけと私は説明するようにしている。

そこからたった3段階の試行錯誤のうちに、67パーセントの患者が寛解までいたっているというデータもある。まずはあきらめずに、そして、そこからどんな選択肢があるかが精神科医の腕の見せ所とすら思っている。

まず、いまの主治医は最低限そのくらいまではやってくれるかどうか、お手並み拝見でいいと思う。1回出して終わりの医師は、薬自体の工夫の仕方もたいして知らないだろうし、粘る医師は、

「このあと3回工夫すれば、7割弱まではいけるので、あきらめないでね」

と患者を勇気づけるだろう。

一事が万事である。薬の使い方が消極的な医師は、患者の抱えている現実の困難な問題への助言にも、おのずとその力量に大きな差が出るのではないだろうか。

【その4】精神疾患をわかっていない

まず、注意しなければならないのは、統合失調症と双極性障害の見落としである。

前者は、やはりプロパーの精神科医でないと初期はとくにわかりづらく、心療内科や内科の先生がフォローしていると、かなり状態が悪化してからようやくその病名

がつくことも少なくない。

後者は、一見、うつ病に見える2型双極性障害は軽いぶん、本当に精神医学に造詣がないとガンガンに見落とされている。繰り返すが、なかなか治らないうつ病の3割の原因であり、アルコール依存症や摂食障害との合併が多く、境界性パーソナリティ障害や発達障害、非定型うつ病との関連性も指摘される。

これまで何をしてもだめだったのが、気分調節剤一発で別人のようにスカっとすることは少なくない。黒幕であるわずかな双極性に気づかず、表面上のアルコールや過食、衝動行為などの問題行動にしか目がいかないうちは、その精神科医はまだまだ勉強の余地がある。

近年は、発達障害やトラウマについての理解も求められる。患者の過去のトラウマ的な体験が、発達性トラウマ障害などを含めて、さまざまな精神的な病理を複雑でわかりづらくしている。そして、当然、治療も後手にまわる。

ただ、このあたりに適切に対応できるのは、国内でも特A級の精神科医である。

誰が本当の名医かは、私にもまるでわからない。

誤解が多いのだが、治療ガイドラインというのは、日本では精神科専門医にぜひ参考にしてもらいたいという位置づけで、過去には精神神経学会がアナウンスしたこともある。だが、少なくとも諸外国では、内科医や若手のレジデントのための虎の巻なのである。

【その5】エビデンス・バカ

では、いわゆる専門医にあたる海外の精神科スペシャリストは何をするのか。彼らは、そんなエビデンスに基づいた治療では治らない治療抵抗性の患者たちに対して、豊富な知識と経験を駆使し、ガイドラインにはないような、治療の創意工夫をいかに行うかという高いレベルが求められているのである。

それがプロであり、それがスペシャリストなのだということだ。一方、日本では、専門医レベルですらあまりにも治療がひどかったので、「せめて治療ガイドラインくらいの最低限には近づけてください」という〝お願い〟であったのだ。

「エビデンスにしたがって推奨」などというのは、先人の体験から、大多数の人に効きそうな順番にしたがって、上から使っていきましょうね、というだけのことなのである。でも、世界一の人気曲が、あなたの好みとはかぎらないように、第1選択治療は、あなたにいちばんあう薬だから第1選択として推奨されているわけでは決してない。使ってみなければ、誰に何が効くかなんてわからないのである。

だから、エビデンスにしたがった治療などというのは、本来、医師は少なくとも患者の前では偉そうに勝ち誇って口走るべき言葉ではない。最初から患者に至適治療を提供できないことを申し訳なく思うべきだとすら私は考える。

エビデンスすら知らないダメ医者は論外として、エビデンスを知っているのは当たり前の話であり、そんなものは名医でもなんでもなく凡医である。それ以上の治療の工夫や助言がどれだけできるか、本当の名医とはそういう存在であるはずだ。

そういう意味では、わが国ではエビデンスを語っていれば名医として扱われるのだから、ずいぶん求められる水準が低くて楽な話である。

患者には医師を選ぶ権利がある

日ごろ、精神科で患者に接していると、医師は選べるものなのだという感覚に乏しいと感じる。たまたま最初に診てもらった医師に、ずっと診てもらわなくてはいけないと思い込んでいる人が多い。

なかなか病気が治らないと思ったら、治すためにどうすればいいかを考えるのは当然である。同じところに2年も3年も通って、いっこうによくならないのであれば、医師や病院を変えることも考えるべきなのだ。

「そんなことをしたら、先生が気を悪くする」

と考えるようでは、いつまでたっても病気は治らない。

たしかに、医師の言うことを聞くのも大事だが、すでにふれたように、精神科では医師によって診断や治療がバラつく。そのため、本当にこの医師でいいのか、違う医師に診てもらったほうがよいのかは、自己決定しなくてはならない。

そういった意味では、医師探しのプロセスこそが、治療そのものなのだと考えていいだろう。暫定的にベターな医師の診療を受け、そこに満足できなければ、それと並行してベストな医師を探すくらいの気持ちでいいのかもしれない。

患者にとって、信用できない医師にかかることほど不幸なことはない。医師にしても、相手に信用されていないと感じながら患者を診るのはすごくつらいことだ。

私も、そういう思いをすることはよくある。それがわかると、私の場合は、

「私のどこを、あなたは問題だと思っていますか？」

とはっきり聞く。そして、

「私の治療に納得できないなら、紹介状を書くから、ほかの先生のところに行ってもいいですよ。もちろん、そちらがあわなければ、また戻ってくればいいんです」

と言う。

医師と患者とはいえ、多少の行き違いは生じうるし、それらを話し合いで乗り越えるプロセスも、治療が大きく進展する一局面である。一方で、自分のところに来た患者は、何が何でも自分が治さなくてはならないと考えるのは、必ずしも患者のためにならないように思う。

実行するのは容易ではないと思うが、大切な人生を早く取り戻すために、患者は、当たり前だが、自分が信じられる医師を選ぶことである。結果的に、最初に診療してもらった医師が一番だとわかるかもしれない。それでも、その医師が一番ということは、最初からはわかりえないのだ。

まさに、名医は、「運」か「コネ」か「賢い消去法」でしか出会いづらいのが事実だとしても、必ずあなたにあう名医は存在すると信じて、まずはいまできることに目を向けてほしい。

文庫版あとがき

――治療者の生き様こそが、治療スキルを高め、患者を回復に導く

精神科医は時代を超えて、「教典」が好きである。先輩からの教えという徒弟派もいれば、DSMやICDといった診断基準派、精神病理学や精神分析学といった過去の偉人の教えである古典派、最近多いのはエビデンス派であろうか。

個人差はありながらも、おのおのが判断の拠り所として大切にしている。当然、精神科医たちは、困ったときほどそれぞれの教典を頼りにしようとする。

しかし、これらの教典の教えは、手法は違えど、どれももとはといえば、数多の患者についての観察結果から、帰納的に導かれた「空想上の産物」にすぎない。ところが、いつしかそれら「空想上の産物」が、命が宿ったかのように独り歩きしてしまい、いつしか絶対的な「真実」であるかのように神格化されがちだ。

精神科医は、教典の「真実」を、診察のたびに患者に演繹化するなかで、いつしか患者や治療が「教典」に反することが多いことに気づいてくる。「精神病理学からは病気じゃない」「DSMには当てはまらない」「メタ解析からでは、そんな効果はあるはずがない」といったように。

そして、そのうち、「教科書が正しくて、患者がまちがっている」「そんな無効な方法でよくなるのは、患者がおかしい」と、本末転倒なことを口走りだす者が現れる。現実こそがつねに真実であるにもかかわらず、教義の否定は拠り所の否定であり、絶対に受け入れられない。

若かりしころ、ある教授からこう助言された。

「患者をあまり診ないうちに本を読みすぎるな。理屈だけで患者をわかったようなバカ医者になる」

あらためて含蓄のある言葉であった。

現代医学における金科玉条は科学である。では、科学とはそんなに正しいものなのか。iPS細胞の研究によりノーベル生理学・医学賞を受賞した山中伸弥教授は、「教科書には嘘が書いてある」との名言で話題になった。また、同じくノーベル生理学・医学賞受賞者の本庶佑（ほんじょたすく）先生にいたっては、「『ネイチャー』『サイエンス』に出ているものの9割は嘘で、10年たったら残って1割だ」とすら言い放った。

そんな一流雑誌に比べて、はるかにグレードの低い精神医学雑誌であれば、そこにある真実とはいかほどのものか。何かあれば「エビデンスに反する」と嘯（うそぶ）きながら、現場の医師に口をはさみ批判する輩には、お二人の爪の垢を煎じて飲ませたい。

精神科医のすがるエビデンスとは、治療効果ならしょせん、「よくなった」「よくならなかった」の多数決にしかすぎない。研究者はそこに、推計統計学という幻想色の絵の具でリアリティの色づけをする。大概の研究者は、本当の筆使いなどろくにわかっておらず、ただただ隣の絵描きの作法をテンプレに、見よう見まねでそれらしく描いているだけである。

実際、エビデンス教典では最高峰と崇め奉られているメタ解析だが、大規模実地臨床では3割が覆るとされる。これから、メタ解析を根拠に何かを語る研究者の言葉は、嘘が3割と割り引いて聞かなければならない。虚言にしてはなかなかのハイアベレージ打者だ。

科学とは結果論だ。その信奉者は、過去の分析を得意とする歴史家であっても、不確実性という視界不良下で毅然と前進する冒険家ではない。歴史に学ぶことは重要だが、臨床という海図なき航海では、臨床家には経験に裏づけられた判断力こそが求められる。

しかし、これらは頭だけではなく、体で学ぶことでしか培われない。「エビデンス医療＝科学的根拠」と思われているが、それは誤解だ。科学的根拠はその3分の1にすぎない。そこに、医療者の熟練性・専門性との統合が大きな要素として重視されている。そのうえで、患者の価値観に照らし合わせて治療は進められていくべきとされているのだ。

だが、現代の多くの精神科医は、体を動かして熟練性・専門性を磨くことをあきらかにさぼり、頭でっかちな算数計算の集計にばかり頼って楽しようとする。

熟練性・専門性は、実践における試行錯誤の反復で身につけるしかない。言い換えれば、問題解決法であるが、私には「失敗術」と言い換えたがほうがしっくりくる。物事は、成功か失敗かと二択に分岐しているのではなく、「失敗は成功のもと」といわれるように、幾重にも重なる失敗を乗り越えた先に、ようやく成功がある。

大事なのは、失敗途中で大怪我や燃えつき症候群に陥って中断しないように、持続可能性を高めるリスクマネジメントが不可欠なことである。

純粋培養され、失敗を回避してきた多くの臆病なエリート精神科医は、安全運転に終始しがちだ。治療の失敗が怖くて、批判されそうな踏み込んだ一手や、時に責任を負わされかねない常識を超えた着想や、腹を据えて踏み込んでリスクを負う挑戦の覚悟がない。

しかし、精神医療では患者がリスクを犯して成功したときこそ、症状の改善に大きな活路が開かれる。たとえば、社交不安の患者が人前でスピーチをして、心臓が破裂しそうな動機や激しい息苦しさ、狂いかねないほどの恐怖を一度でも感じれば、もう二度とそんな思いはごめんと恐怖が跳ね上がり、病態は悪化する。

しかし、モニタリングを通じて、それでも「心臓は破裂しなかった」「恐怖や息苦しさは当初の予想の99パーセント程度だった」と気づき、「思ったほどはひどくはなかった」と脳が認識したとたん、二度と前ほどの恐怖反応は起こらなくなる。この繰り返しが、行動実験による制止学習である。

これは、本人にとっては99パーセント苦しい失敗体験だが、視点を変えれば1パーセントの成功体験となる。このときのひと言にこそ、治療者の生き様が反映され、その生き様が試されるときであり、それが患者に影響を与えないわけがない。

精神分析学の父フロイトは、じつは挫折だらけであった。医学生時代は、数百匹のウナギを解剖したが、結局、謎を解き明かせずに挫折した。その後、脳神経内科医となったが、彼の壮大な構想に当時の医学がついていかずに断念。

次はコカインを麻酔として扱う研究に打ち込むが、不当治療の唱導者として白い目で見られ断念。心機一転、パリに移って精神科医となり催眠を学ぶも、当時、「女の病であるヒステリーが、男にもある」と報告し、古いヨーロッパの因習にふれ、激しく糾弾されてこれも断念。

ウィーンに戻るが、催眠術がへたなフロイトは患者になかなか催眠をかけられず、行き詰まった結果、催眠不要の精神分析を編み出すことにつながったのだ。その後、多くの壁に当たるたびに弱音を手紙で愚痴りつつも、くじけずに試行錯誤を重ね、精神医学のブレークスルーである精神分析を発展させていったのである。

彼の生き様こそ、失敗術そのものであり、私は当時の稚拙な技術でもこのフロイトのあきらめない生き様により、表にこそ出てなくとも、多くの患者が救われたであろうと推測する。

彼の生み出した精神分析学は、スピンオフした認知行動療法が現在の標準的心理療法へと進化を遂げ、本家の精神分析学も、現在はエビデンスも認められて大きく発展している。これもまた私には、彼の生き様が「魂」として伝わり、後世の患者までをも救ってくれるように思えてならない。

結局、精神科医がだめなのではない。だめな人間が精神科医をやれば、ダメな精神科医になるという、しごく当たり前の結論に達するのかもしれない。そして、そういう意味では依然、精神科医は大いに〝足りない〟といえる。一方で、その生き様を受け継いだ力と心のある精神科医も、まちがいなく存在すると信じている。

最後に、本書を出版する機会を与えてくださった、アップルシード・エージェンシーの鬼塚忠社長と栂井理恵氏、中村優子氏、ＰＨＰ研究所のみなさまに感謝いたします。

２０２２年11月

西城 有朋

著者紹介

西城有朋（さいき ありとも）

現役の精神科医。地域の臨床活動に携わるほか、産業医としても活動。モットーは「現実が真実」。科学的根拠で理論武装してイキらない、患者のための臨床家でいることを目指す。「精神医療では、“知ったかぶりの権威”よりも、地に足をつけて、汗をかくことを惜しまない治療者こそが上医」が信念。著書に、『誤診だらけの精神医療』（河出書房新社）がある。

編集協力＝月岡廣吉郎
著者エージェント＝アップルシード・エージェンシー

本書は、2008年1月にPHP研究所より刊行された『精神科医はなぜ心を病むのか』を改題し、大幅に加筆・修正したものである。

PHP文庫　精神科医に、ご用心！
心の問題に向き合うヒント

2022年12月16日　第1版第1刷

著　者　西城有朋
発行者　永田貴之
発行所　株式会社PHP研究所
東京本部 〒135-8137 江東区豊洲5-6-52
ビジネス・教養出版部 ☎03-3520-9617(編集)
普及部 ☎03-3520-9630(販売)
京都本部 〒601-8411 京都市南区西九条北ノ内町11
PHP INTERFACE https://www.php.co.jp/
組　版　月岡廣吉郎
印刷所　株式会社光邦
製本所　東京美術紙工協業組合

ISBN978-4-569-90272-2

PHP文庫

「幸福」と「不幸」は半分ずつ。

フジコ・ヘミング 著

聴力が不自由になってもピアノを諦めずに努力を続けた奇跡のピアニストが、くよくよせずに幸せに生きるための魂の言葉を紹介する。